AF536537

Überarbeitung: Renate Lippert
Titelbild: Rudolf Lippert
Gestaltung: Renate und Rudolf Lippert

Deutsche Erstausgabe April 2008

Tel.: 07578-2229, Fax: 07578-933194
www.lippert-verlag.de
e-mail: service@lippert-verlag.de
In Deutschland gedruckt

ISBN 978-3-933470-52-2

Dr. Joshua David Stone

Das 21-Tage-Programm

zur Überwindung

von Süchten & Gewohnheiten

R. Lippert-Verlag

Kontaktadresse I AM University:

Gloria Excelsias
Postfach 14, A-4866 Unterach am Attersee / Österreich
Tel.: (0043)-7665-60276
Fax: (0043)-7665-60277
www.iamuniversity.org
info@iamuniversity.org

Inhalt

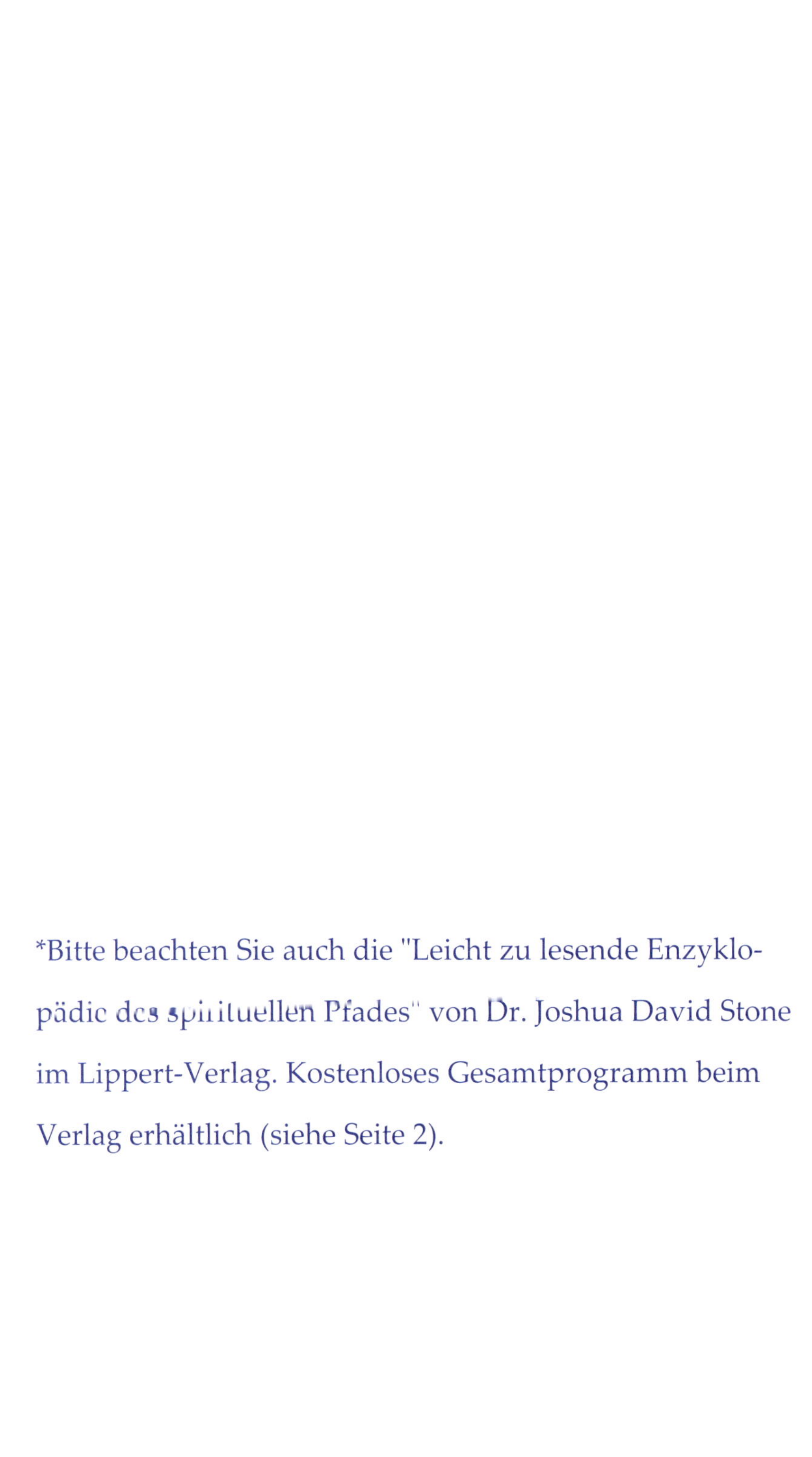

*Bitte beachten Sie auch die "Leicht zu lesende Enzyklopädie des spirituellen Pfades" von Dr. Joshua David Stone im Lippert-Verlag. Kostenloses Gesamtprogramm beim Verlag erhältlich (siehe Seite 2).

Die Überwindung von Süchten & Gewohnheiten

Das gesamte Suchtthema ist sehr interessant. Es ist ein Thema, über das ich noch nicht ausführlich geschrieben habe. Trotz meiner vielen Bücher bereitet es mir immer Freude, über neue Themen zu schreiben, die ich zuvor nie so genau erläutert habe. Ich habe dieses Thema zwar schon allgemein angesprochen, aber mich bislang noch nicht so ausführlich darauf konzentriert, wie ich es hier tun werde. Lasst uns also damit beginnen.

Um das Wesen von Süchten verstehen zu können, ist es wichtig zu wissen, dass das Unterbewusstsein auch als Sitz der Gewohnheiten angesehen werden kann. Im Unterbewusstsein werden die Gewohnheiten gespeichert. Nun könnte man denken, Gewohnheiten seien eine schlechte Sache. Das ist aber nicht wahr! Man kann auch die Gewohnheit haben, sich gesund zu ernähren, Sport zu treiben, zu meditieren und eher mit dem spirituellen Verstand anstatt mit dem negativen Ego zu denken. Deshalb ist es tatsächlich eine der wichtigsten Übungen auf dem spirituellen Weg, das Unterbewusstsein mit guten spirituellen Gewohnheiten zu programmieren.

Das Problem sind schlechte Gewohnheiten, die wir in früheren Leben hatten. Diese negativen Programme und schlechten Gewohnheiten bringen wir mit, wenn wir in den Körper eines Babys inkarnieren. Außerdem nehmen wir als Kind gute und schlechte Gewohnheiten unserer Eltern an; auch aus der Familie, Schule, dem Fernsehen, von Gleichaltrigen und aus dem Massenbewusstsein.

Eine Sucht ist eine „Verhaftung“ oder „schlechte Gewohnheit“, die von Gedanken, Gefühlen oder dem Körper ausgeht. Meistens sehen wir Süchte nur als etwas Materielles oder als äußere Sache an. Hierzu zählen zum Beispiel die Abhängigkeit von Zigaretten, Alkohol, Nahrungsmitteln, Sex, Drogen, Schmerzmitteln, Kaufen, Glücksspiel, Zucker oder auch von Personen. Obwohl all diese Dinge materieller Natur sind, ist man jedoch meist hinsichtlich der „Gefühle“ davon abhängig.

Lasst mich zur näheren Erläuterung ein Beispiel nennen. Jemand, der zu viel Alkohol trinkt, flieht vor dem Schmerz oder Kummer, den er eigentlich fühlt. Er versucht einfach ein anderes Gefühl zu bekommen. Essen kann zum Beispiel als Ersatz für Liebe, stärkeren Schutz oder um Gefühle der Leere zu füllen benutzt werden. Man kann Drogen einsetzen, um ein bestimmtes Gefühl zu erzeugen, nach dem der Konsument sucht. Das Kaufen beschert auch ein bestimmtes Gefühl in diesem Moment. Das Glücksspiel berauscht durch die Hochstimmung beim Gewinnen. Somit können wir erkennen, dass Süchte oftmals eine Flucht aus einem negativen Gefühl sind oder der Versuch, ein neues Gefühl zu erzeugen.

Eine Person kann tatsächlich von einem Gefühl abhängig sein. Wir alle kennen den Titel des Buches *Wenn Frauen zu sehr lieben*. Ich habe dieses Buch zwar nicht gelesen, aber der Titel ist offensichtlich in manchen Fällen zutreffend. Es kann jemand von Liebe, Macht und auch von Aktivität abhängig sein, so dass er dann nicht stillsitzen und meditieren kann. Das ist sehr interessant, denn hierbei handelt es sich um die ersten drei göttlichen Strahlen (Macht, Liebe und aktive Intelligenz). Damit wird deutlich, dass man auch von den niederen Aspekten eines Strahls abhängig sein kann. Jeder der sieben Strahlen hat einen höheren und niederen Aspekt. Dadurch können wir langsam verstehen, dass jemand von einem Gedanken in Verbindung mit einem Gefühl abhängig sein kann. Sogar die Abhängigkeit von einer ganzen Reihe von Gedanken und Gefühlen wie Macht, Ruhm, materielle Dinge, Sex und Geld sind möglich. Süchte können auch mit Energie verbunden sein. Ein Beispiel dazu sind Menschen, die süchtig danach sind gefährliche Dinge wie Bungeejumping, Fallschirmspringen oder Drachenfliegen zu tun. Sie tun eine gefährliche Sache nach der anderen, denn sie lieben den „Energierausch“ dabei. Sie lieben das Adrenalin, die Angst und den Nervenkitzel.

Es wird das Auftreten von Süchten auf der mentalen, emotionalen, energetischen und körperlichen Ebene deutlich. Sehr häufig sind diese Aspekte des Selbst in den Süchten untereinander vernetzt. Der nächste interessante Punkt ist, dass einige Süchte körperliche Komponenten aufweisen. Zigaretten stillen zum Beispiel emotionale und mentale Verlangen. Sie führen wegen dem Nikotin jedoch auch in eine körperliche Abhängigkeit. Ich glaube es ist jedem bekannt, dass Tabakkonzerne die Zigaretten als „Werkzeuge zur Nikotinbelieferung“ ansehen und mehr nicht. Zur Sucht kommt ein mentaler Aspekt hinzu, einfach durch die gedankliche Gewohnheit es zu tun.

Die Sucht erhält außerdem einen emotionalen Aspekt durch das veränderte Gefühl, wenn man zuvor nervös, verklemmt oder unsicher war. Zusätzlich sprechen Zigaretten die körperliche

Ebene an. Je mehr man raucht, desto mehr schleift es sich wie eine Aufzeichnung im Unterbewusstsein ein und umso mehr Nikotin gelangt in die Zellen.

Das Gleiche trifft auch auf Heroin, Alkohol, Zucker, Medikamente und so weiter zu. Wenn dies nun ständig konsumiert und wiederholt wird, bilden sich immer tiefere Kerben im Unterbewusstsein und es entsteht eine Gewohnheit. Mit der Zeit wird daraus eine eingefleischte Gewohnheit auf der mentalen, emotionalen, energetischen und körperlichen Ebene. Obwohl es für die Seele absolut giftig ist, verlangt jeder Teil dieser drei niederen Körper danach. Verstand, Emotionen und der Körper sind im Grunde genommen gierig auf das Gift, denn es liegt eine falsche mentale, emotionale, energetische und körperliche Programmierung vor.

Die nächste Schlüsselfrage lautet dann für uns: „Was ist die Ursache von Süchten?" Die ursprüngliche Ursache ist immer die Gleiche. Es beginnt immer mit einem negativen angst-begründeten trennenden Gedanken, statt eines spirituellen Gedankens aus dem Christus-/Buddha-Bewusstsein. Und dies führt zu einem negativen angst-begründeten trennenden Gefühl. In früheren Leben, oder in diesem Leben als Kind, Jugendlicher oder Erwachsener, haben diese Personen keine Kenntnis darüber erlangt, wie sie diesem negativen Gedanken, negativen Gefühl und Leid entkommen können. Sie suchen sich darum eine „äußere Quelle" zur Lösung ihres Problems anstatt spiritueller Meisterschaft und Schulung in spiritueller Psychologie.

Wenn sie wüssten, wie sie ihre Gedanken, Gefühle, Emotionen, Energie, den physischen Körper, das negative Ego, den Begierdenkörper, das innere Kind und das Unterbewusstsein im Dienste Gottes und im spirituellen Christus-/Buddha-Bewusstsein meistern können, dann bestünde kein Grund zur Ausbildung von Süchten. Der Ursprung von Süchten kann also eine Flucht vor Schmerz und Leid oder eine ungesunde Psychologie, Philosophie und Geisteshaltung sein. Ich möchte den zweiten Grund für Süchte etwas näher erläutern. Weil die Menschen keine Schulung in spiritueller Psychologie durch ihre Eltern, die Schule, Religion, durch Psychologen und Berater und auch nicht aus der New-Age-Bewegung erhalten, sind sie auf diesem Gebiet nicht in ihrer Mitte. Der Betreffende kann dann zwar sehr spirituell und auch im irdischen Sinne sehr erfolgreich sein, aber ohne angemessene Ausbildung in spiritueller Psychologie ist seine eigene Psychologie und Philosophie dezentriert und aus dem Lot geraten.

So haben viele Menschen zum Beispiel nicht die Kontrolle über ihren Geist. Ihr Geist oder ihr Unterbewusstsein steuert sie, nicht sie steuern ihren Geist. Ein weiterer Grund ist, dass viele durch ihren Emotionalkörper gesteuert werden. Sie sind weder Meister noch Verursacher ihrer Gefühle und Emotionen. Und drittens werden auch viele durch ihren Begierdenkörper gelenkt. Und dies ist besonders interessant, denn der Begierdenkörper steht immer mit Süchten in Zusammenhang. Seid ihr zu sehr vom Emotionalkörper gelenkt, werdet ihr auch vom Begierdenkörper gesteuert, denn er ist mit dem Emotional- oder Astralkörper verbunden. Wenn eine Person die Steuerung durch den Mental- oder Emotionalkörper erlaubt, ist das Resultat die Steuerung durch ihre Begierden.

Wenn der Verstand und der Emotionalkörper die Oberhand haben, dann wird nach dem psychologischen Gesetz das negative Ego zum Direktor und Programmierer. Wenn sich jemand erlaubt, eher ein Opfer statt der Meister oder die Ursache zu sein, dann wird das negative Ego das Gefühlsleben programmieren. Dadurch entstehen negative Gefühle und Emotionen wie Angst, Sorge, Traurigkeit, Depression, Verletzung, Verlassensein, Einsamkeit, Wut, Beurteilung, Ungeduld, Ärger, Frustration, ein Mangel an Liebe und innerem Frieden. Und diese Gefühle können natürlich zu Süchten führen. Weil der Emotionalkörper die Oberhand hat, gewinnt automatisch auch der Begierdenkörper mehr Kontrolle. Deshalb ist die Hauptlehre im Buddhismus und Hinduismus die Beseitigung aller Begierden. Natürlich möchte man nicht alle Begierden abschaffen, nur die des „niederen Selbst“ und des negativen Egos.

Man lässt alle Begierden zu den Wünschen des „Höheren Selbst“ werden und damit nur zum Verlangen nach Selbsterkenntnis, Gotteserkenntnis, Aufstieg, Vollendung der zwölf Einweihungsstufen, integriertem Aufstieg und so weiter. Weil die Menschen nicht ausreichend darin geschult sind, wie sie dies erreichen können und somit zu sehr von den Gefühlen, Emotionen und dem negativen Ego gesteuert werden, sind die Begierden des niederen Selbst an der Macht. Das wiederum führt zur Übermäßigkeit und man wird in Gewohnheiten des niederen Selbst verwickelt wie Zigaretten, zu viel Alkohol, Medikamente, Übermaß an Sex, Pornographie, Völlerei, Zucker, Junkfood, Abhängigkeit von Drogen, Freizeitdrogen und einem zu sehr nach außen fixierten Fokus.

Die häufigste Ursache von Süchten sind mangelnde Übung im Erkennen des Unterschieds zwischen dem negativen Ego mit seinem angstbegründeten, trennenden Denken und Fühlen und dem Denken und Fühlen aus dem spirituellen Christus-/Buddha-Bewusstsein und der begleitenden Unfähigkeit, diese Selbstmeisterung im täglichen Leben zu demonstrieren. Unsere Gedanken erzeugen unsere Realität. Wenn wir nicht richtig denken, dann haben wir nicht die Kontrolle über unseren Begierdenkörper und den Emotionalkörper. Folglich besitzen wir damit zu viele negative Gefühle, Emotionen und Begierden des niederen Selbst. Zusammen führen diese zu Abhängigkeiten und schlechten Gewohnheiten.

Auch durch die fehlende Meisterschaft und Kontrolle über das Unterbewusstsein können alle oben genannten Dinge eintreten. Das Unterbewusstsein hat keinerlei Unterscheidungsvermögen. Wenn ihr dem Unterbewusstsein auch nur im geringsten Maße die Kontrolle überlasst, dann übernimmt das negative Ego das Kommando und das führt in die Abhängigkeit hinein. Demzufolge habt ihr auch keine Schulung in spiritueller Psychologie erhalten und könnt auch euer inneres Kind nicht angemessen erziehen.

Die meisten Menschen verdrängen entweder ihr inneres Kind oder lassen sich von ihm steuern. Das bewirkt die Führung der betreffenden Person durch den Emotionalkörper und macht das negative Ego zum Programmierer und schließlich übernimmt der Begierdenkörper die Führung, was wiederum in abhängigem Verhalten und schlechten Gewohnheiten endet.

Auf Grund all dieser vorherrschenden Dinge und des Mangels an Schulung in spiritueller Psychologie, was nicht im Verschulden des Betreffenden liegt, bringt das negative Ego die Menschen dazu, „Verhaftungen anstelle von Vorlieben" zu haben. Und das liegt wieder an der mangelnde Übung der Menschen, wie man richtig denkt. Wie schon Buddha in seinen Vier Edlen Wahrheiten sagte: „Alles Leiden kommt durch das Begehren!"

Das gesamte Leid stammt aus falschen Anschauungsweisen. Verhaftungen und Süchte stehen in enger Beziehung. Zum Beispiel können sich manche Menschen dem Alkohol zuwenden, anstatt eine gelegentliche Vorliebe dafür zu haben. Die Menschen haben die Verhaftung zu essen und sich Zucker zuzuführen, anstatt es zu einer gelegentlichen Vorliebe zu machen. Durch das negative Ego klammern sie sich an etwas fest, werden dadurch daran gebunden und von bestimmten Verhaltensweisen abhängig, was im Unterbewusstsein Gewohnheiten auf einem mentalen, emotionalen, energetischen und physischen Level entstehen lässt. Eine Vorliebe ist dagegen eine innere Einstellung zu einer bestimmten Sache und wenn diese nicht erfüllt wird, bleibt die Person trotzdem glücklich.

Meine lieben Leser, diese Faktoren formen in ihrer Gesamtheit die Wurzel aller Süchte. Süchte sind mentale und emotional tief eingegrabene negative Gewohnheiten aus falschem Denken und Gefühlsmustern, die sich aus der mentalen und emotionalen Ebene heraus in den Körper und in die materielle Ebene bewegt haben. Im Grunde genommen ist die Sucht eine mentale, emotionale, energetische und körperlich schlechte Gewohnheit.

Eine Sucht ist oftmals ein verkörperter Gedanke aus dem negativen Ego und ein emotionaler Prozess, der eine schlechte Gewohnheit bildet. Im Allgemeinen werden Glück und innerer Frieden in einer äußeren Quelle gesucht und nicht durch innere Mittel. Die Sucht ist das unmittelbare Ergebnis von mangelnder spiritueller Meisterschaft, Opferdenken und einem Mangel am spirituellem und/oder psychologischem Verständnis und deren Demonstration. Es wird nicht verurteilt, Süchte zu haben. Jeder hatte sie in früheren Leben und in diesem Leben. Es sind einfach Hinweiszeichen, dass es noch mehr spiritueller und psychologischer Meisterschaft bedarf. Niemand trägt Schuld daran, denn wie ich schon sagte, werden sie nur durch den Mangel an richtiger Schulung in spiritueller Psychologie ausgelöst.

Und in Wahrheit gibt es nicht viele Menschen auf dem Planeten, welche die spirituelle Psychologie wirklich verstehen. Unsere Eltern, die Schule, das familiäre Umfeld, die Religion, Berater, Psychologen, Sozialarbeiter und Psychiater haben sie alle nicht verstanden und die meisten spirituellen Lehrer sind eben nur spirituelle und keine psychologischen Lehrer. Die spirituelle Psychologie ist eine sehr tief greifende Wissenschaft, wie ihr an diesem und meinen anderen Büchern sehen könnt. Zumeist ist sie der am schwächsten ausgeprägte Bereich bei Lichtarbeitern, spirituellen Lehrern, Medien und Heilern. Ich möchte es nicht bewerten, sondern dies ist eine unterstützende Zusammenfassung der Fakten.

Allgemein besitzen Lichtarbeiter einen hoch entwickelten spirituellen Körper und ein hoch entwickeltes physisches/irdisches Selbst, doch ein weniger entwickeltes psychologisches

Selbst. Und deshalb gibt es weitaus weniger gute Bücher, Kurse, Workshops und Seminare über die spirituelle Psychologie als es spirituelle Menschen gibt. Dabei ist die spirituelle Psychologie in Wahrheit die Grundlage eures spirituellen Lebens. Das ganze spirituelle Leben wird letztlich unehrlich, wenn man diese Ebene der Gotteserkenntnis nicht richtig angeht. Süchte sind mental, emotional, energetisch und physisch sehr tief verwurzelt. Aber mit dem richtigen Training können sie „leicht" überwunden werden. Dem spirituellen Pfad nicht zu folgen und keine Verbindung zum eigenen Höheren Selbst und zur mächtigen ICH BIN - Gegenwart zu haben, können weitere Gründe für Süchte sein. Wenn euch nicht das Höhere Selbst, die mächtige ICH BIN - Gegenwart und der Heilige Geist (die stille, leise Stimme im Inneren) führen, wer ist es dann? Es ist das negative Ego, das niedere Selbst, der Emotional- und Begierdenkörper. Sie führen euch zu negativen Gedanken, Gefühlen, schlechten Gewohnheiten und in die Süchte.

Die richtige Lebensweise besteht in der „Beteiligung, doch auch in gleichzeitiger Loslösung!" Die Vorstellung ist, in dieser Welt zu leben, aber nicht von dieser Welt zu sein. Das Ideal ist das gleichzeitige Sein sowohl im Himmel als auch auf Erden. Als ob man in zwei Dimensionen gleichzeitig wäre. Es geht darum, euer himmlisches Bewusstsein in einer ganzheitlichen und ausgeglichenen Art und Weise auf die Erde zu bringen. Wenn also jemand dem spirituellen Pfad nicht folgt, der ein „höheres Leben" repräsentiert, was gibt es dann noch für Alternativen? Die Alternative stellt ein „niedriges Leben" dar. Und wir alle kennen das. Es ist ein Leben mit wenig Lebendigkeit und Gewohnheiten des niederen Selbst und Süchten.

Weil die Menschen in dieser Welt nicht ausreichend in spiritueller Psychologie ausgebildet sind, können sie auch nicht wissen, dass die Hauptziele im Leben die Meisterung und das Loslassen von Gedanken, Gefühlen, Emotionen, Sehnsüchten, Gewohnheiten, Verhaftungen und Süchten des niederen Selbst sind. Es geht um die komplette Neuprogrammierung des gesamten Seins mit spirituellen Gedanken, Gefühlen, Emotionen, Sehnsüchten, Gewohnheiten und Vorlieben des Höheren Selbst.

Wenn ihr lebt und dabei nicht die eigene Seele und den Geist im eigenen Sein erfasst, lebt ihr aus der „Persönlichkeit“ heraus und merkt nicht, dass ihr Gott, inkarniert im physischen Körper, seid. Ihr meint dann, ihr wäret nur eine Person oder ein physischer Körper, der völlig getrennt von Gott ist (wenn ihr überhaupt an einen glaubt) und seid getrennt von euren Brüdern, Schwestern und dem Leben. Selbst wenn ihr aus der Persönlichkeit heraus lebt, könnt ihr immer noch nach Erfolg und einer Art Selbstverwirklichung streben, jedoch wird es sich dabei um einen weltlichen Erfolg handeln und nicht um die „Selbsterkenntnis der Seele“ oder „Selbsterkenntnis der Monade (spirituelle Selbsterkenntnis).“

Die Selbsterkenntnis auf dem Gebiet der Persönlichkeit zu erfahren ist in Ordnung. Aber ihr klettert damit nur ein Drittel des „spirituellen Berges“ oder der Leiter hinauf, wegen deren Besteigung ihr hier seid. Auch jetzt noch leben die meisten entweder in der Persönlichkeit oder in einer Mischung aus Persönlichkeit und Seele. Die Ursache ist die mangelnde Schulung in spiritueller Psychologie.

Meine lieben Leser, könnt ihr euch vorstellen wie es wäre, wenn die Dinge, die ich in meinen Büchern beschreibe, schon ab der ersten Klasse in der Schule gelehrt werden würden? Kinder und Jugendliche wären absolut Feuer und Flamme für Gott. Sie würden gern in die Schule gehen. Wenn die Menschen wüssten, warum sie hier sind und es durch einfache Methoden wie Bücher, Karten und Erklärungen deutlich verstehen würden, wer von ihnen bei gesundem Menschenverstand würde dann nicht den spirituellen Pfad wählen? Und ich garantiere euch, fast jeder würde ihn wählen.

Der Grund unseres Daseins ist, „jeder von uns ist Gott." Und so ist es! Nur jemand mit zu vielen gestörten Programmierungen im Unterbewusstsein und den Energiefeldern aus früheren Leben oder aus diesem Leben würde den spirituellen Pfad nicht wählen. Das kann in jedem Fall mit der Zeit und mit der richtigen Portion bedingungsloser Liebe, Pflege und Fürsorge behandelt und geheilt werden. Wenn also jemand nicht gänzlich aus der Führung und Verschmelzung mit der Seele, dem Geist, dem Höheren Selbst, der Monade, der mächtigen ICH BIN - Gegenwart, dem Heiligen Geist und dem spirituellen Christus-/Buddha-Bewusstsein heraus lebt und lieber die Persönlichkeit bevorzugt, dann könnte diese Person einen Grad der Selbstverwirklichung auf der Persönlichkeitsebene erreicht haben, wie beispielsweise Filmstars, erfolgreiche Geschäftsleute, Anwälte, Experten oder auch Gewerbetreibende.

Jedoch werden sie noch einige negative Gedanken, Gefühle, Emotionen, Begierden des niederen Selbst, schlechte Gewohnheiten und Süchte besitzen. Vielleicht sind es nicht ganz so viele wie bei jemandem, der völlig vom niederen Selbst und negativen Ego gesteuert wird, aber es werden dennoch einige übrig sein. Es liegt daran, dass sie nicht hundertprozentig umgeschaltet haben auf ein „Leben aus der Seele, dem Geist und dem spirituellen Christus-/Buddha-Bewusstsein." Der einzige Weg zur Selbsterkenntnis, völligen Selbstverwirklichung, Erleuchtung, umfassenden Befreiung, Auferstehung, Gotteserkenntnis, zum Aufstieg, den zwölf Einweihungsstufen und zum ganzheitlichen Aufstieg liegt im hundertprozentigen Leben der Spiritualität. Die meisten Menschen auf der Erde, und selbst die Lichtarbeiter, sind wegen der unzureichenden Ausbildung in spiritueller Psychologie noch immer zerrissen, meine lieben Freunde. Sie leben halb aus dem spirituellen Christus-/Buddha-Bewusstsein und halb aus dem negativen Ego mit seinem angstbegründeten, trennenden Denken. Sie leben halb aus der Selbstverwirklichung der Persönlichkeitsebene und halb aus der Selbstverwirklichung der Seele oder Spiritualität. Sie leben halb aus der Persönlichkeit und halb aus der Seele und dem Geist.

Der Schlüssel zum Verständnis lautet: Diese Menschen verschließen sich nicht für ihren spirituellen Pfad, sie sind auch keine schlechten Menschen und verweigern auch nicht die Hingabe an Gott und das spirituelle Wachstum oder daran, ein gutes Leben zu führen. Es ist einfach ein Mangel an geeigneter Schulung und dem Verständnis darüber, was sie genau tun müssen. Es ist so, als ob ihnen die „spirituelle Landkarte, das Arbeitsheft und die Richtung" fehlen würde. Deshalb machen sie aus ihren Fähigkeiten und nach ihrem Verständnis das Beste und sind dabei hinsichtlich ihrer Bemühungen ehrlich. Aber ich glaube, ihr stimmt mir zu, dass sich ohne ihr „Übungshandbuch“ der Fortschritt verlangsamt und es zum großen Durcheinander kommt. Die Lichtarbeiter meinen oft alles zu verstehen, aber ohne dies zu werten, sie tun es nicht. Die spirituelle Psychologie ist eine unglaublich tiefe und komplizierte spirituelle Wissenschaft. Ein Buch zu diesem Thema zu lesen oder an einem Kurs teilzunehmen, macht einen noch lange nicht zum Meister. In Wahrheit ist es ein lebenslanges Studium und es ist dabei völlig egal, wie versiert ihr seid, „im Handumdrehen“ könnt ihr die Übersicht verlieren.

Das negative Ego und die seelischen Dynamiken des Denkens, Fühlens, Verlangens, Unterbewusstseins, inneren Kindes, der Erziehung des inneren Kindes, des physischen Körpers, der spirituellen Entwicklung, des spirituellen Christus-/Buddha-Bewusstseins und der eigenen Integration und des Ausgleichs aller sieben Strahlen, zwölf Archetypen, zwölf Tierkreiszeichen, zwölf Sephiroth des Baum des Lebens, aller Tarotkarten, der drei Verstandesebenen, vier Körper, vier Antlitze Gottes, von Gott / der Göttin, des Männlichen und Weiblichen, des Himmels und der Erde können sehr komplizierte und verzwickte Vorgänge sein.

Viele Menschen, und darunter auch Lichtarbeiter, haben viele völlig verrückte Ideen und sie meinen, sie wären wahr, obwohl dies nicht stimmt. Es gibt auch, wie schon in der Bibel erwähnt, viele falsche Propheten, Riten, Schattenmeister, gefallene spirituelle Lehrer, spirituelle Lehrer mit lückenhaftem Wissen, Psychologen und Berater auf der Persönlichkeitsebene, unreine Channel, Menschen, die Gott realisiert haben wollen, obwohl dem nicht so ist und spirituelle und psychologische Lehrer und Berater, die zwar spirituell oder psychisch sehr weit entwickelt sind, aber damit nicht zwangsläufig auch die psychologische Reife aufweisen. Es gibt so viele Lehrer, Channel und Heiler, die auf einem oder zwei Gebieten besonders begabt sind. Nur wenige von ihnen sind richtige spirituelle Meister auf der spirituellen, psychologischen und irdischen/physischen Ebene und völlig frei vom negativen Ego mit seinem angstbasierenden, trennenden Denken und Fühlen und ohne schlechte Gewohnheiten oder Süchte. Viele sind auf einem oder zwei Gebieten außergewöhnlich entwickelt und dafür auf anderen Gebieten schwächer. Diese spirituellen Lehrer, Channel, Hellseher oder Heiler werden von den Lichtarbeitern wegen ihrer außergewöhnlichen Begabung auf einem Gebiet als richtige spirituelle Meister angesehen. Sie sind spirituelle Meister in einem Gottesaspekt, oder auf einem Gebiet Gottes, und das ist toll! Jedoch ist Gotteserkenntnis viel schwieriger als dies.

Ihr müsst ein Meister aller drei Ebenen werden (spirituell, psychologisch und physisch/irdisch) und zusätzlich zum absoluten Meister über das gesamte Denken, Fühlen, die schlechten Gewohnheiten und Süchte des negativen Egos, um wirklich ein Wesen zu werden, welches Gott realisiert hat. Ihr müsst in der Lage sein, eure Spiritualität zu erden und eure spirituelle Mission und euer Puzzlestück auf der Erde zu erfullen. Ihr müsst in der Lage sein, dies in einer völlig ausgeglichenen und ganzheitlichen Art und Weise zu tun. Ihr müsst in der Lage sein, all eure Fähigkeiten auf einem spirituellen, psychologischen und physisch/irdischem Level zu entwickeln. Und hierin liegt der Irrtum!

Die Lichtarbeiter entfalten ihre spirituellen Talente und Gaben auf einem Gebiet wie zum Beispiel dem Channeln, als spiritueller Lehrer, Heiler, Wissender, Medium, Hellseher oder werden psychologisch tätig und das alles ist wundervoll. Das Problem dabei ist, es findet weder jetzt noch in der Zukunft eine Integration und Vereinheitlichung statt, wenn die Lichtarbeiter ihre Talente nicht auf allen drei Ebenen (spirituell, psychologisch und physisch/ irdisch) entwickeln, ohne Einflüssen des negativen Egos mit seinem angstbegründeten, trennenden Denken zu unterliegen. Außerdem ist die Entwicklung in einer vollkommen ausgeglichenen und ganzheitlichen Art und Weise wichtig, indem sie zum Beispiel die sieben Strahlen integriert, die zwölf Archetypen, die vertikalen und horizontalen Ebenen des Lebens ausgleicht, die vier Antlitze Gottes (spirituell, mental, emotional und materiell) ehrt, Gott/Göttin im Inneren ausgleicht, das Männliche und Weibliche, Himmel und Erde, die vier Körper, die drei Verstandesebenen, das innere Kind angemessen erzieht, das Unterbewusstsein meistert, die Begierden des niederen Selbst und den Verstand, die Gefühle und Emotionen, den physischen Körper völlig meistert und die eigene Energie.

Das Leben wird sonst nur noch eingeschränkt betrachtet. Falsches Denken und negative Gefühle und Emotionen werden sich einschleichen. Falsche Motive werden vorherrschen. Manche schlechte Gewohnheit wird dominieren. Es werden sich Lektionen hinsichtlich der Gesundheit zeigen, die nicht nur durch die spirituellen Veränderung ausgelöst werden. Auch Süchte werden entstehen. All diese Dinge werden sich phasenweise, selbst beim talentiertesten spirituellen Lehrer,

Channel, Heiler, Medium, Hellseher, spirituellem Wissenschaftler, Berater und Lichtarbeiter einstellen. Dies liegt daran, dass die meisten Bewohner der Erde auf einer oder höchstens zwei Ebenen entwickelt sind und sehr selten eine Entwicklung auf allen drei Ebenen aufweisen, wie ich es hier erläutere. Was hat dies nun alles mit schlechten Gewohnheiten oder Süchten zu tun? Was ich hier beschrieben habe, ist für das Verständnis absolut grundlegend. Es sind nicht bloß irgendwelche Leute, die total vom negativen Ego und dem niederen Selbst gesteuert werden und dadurch schlechte Gewohnheiten und Süchte haben. Dies betrifft auch spirituelle Führer, Lehrer, Channel, Hellseher, Heiler, Berater, Wissenschaftler, Metaphysiker und Lichtarbeiter. Es liegt an der mangelnden Schulung in spiritueller Psychologie und/oder hat seinen Ursprung in der außerordentlich hohen Entwicklung auf einer oder zwei Ebenen, aber eben nicht auf allen drei Ebenen und an der Beeinflussung durch das negative Ego mit seinem angstbegründeten, trennenden Denken.

Auch ein Mangel an Integration und Balance all der Aspekte, die ich zuvor erwähnte, trägt dazu bei. Ein weiterer Grund ist, dass diese Menschen mit einem Talent auf einem Gebiet oder einer Ebene Gottes auf die Erde kamen, aber nicht gelernt haben, ihre Talente auf allen Ebenen Gottes zu entwickeln. Die dürftige Selbstmeisterung und Integration auf allen göttlichen Ebenen aller bereits erwähnten Gebiete löst Ungleichgewichte, Schwachstellen, blinde Flecken und eine begrenzte Sichtweise aus, ganz egal wie talentiert oder begabt jemand auf einem Gebiet der Selbsterkenntnis ist. Und weil das so ist, können sich schlechte Gewohnheiten und Süchte auf diesem Nährboden ausbreiten.

Dieses Wissen ist für spirituelle Führer und Lichtarbeiter sehr bedeutsam. Sie können sich somit besser verstehen und legen den Schwerpunkt nicht auf das Vorhandensein der Begabung und des Talents auf der einen Ebene und fühlen sich wohl damit. Strebt danach, euch auf allen drei Ebenen weiterzuentwickeln, wie ich es hier vorgeschlagen habe. Hierin liegt der Schlüssel zum Loslassen aller negativen Gedanken, Gefühle, Emotionen, Energien, gesundheitlicher Probleme, schlechter Gewohnheiten und Süchte! Zudem ist dieses Wissen für spirituelle Lehrer und Lichtarbeiter sehr bedeutsam, um zu merken, dass auch andere Lichtarbeiter trotz ihrer hohen Entwicklung auf einem Gebiet nicht zwangsläufig Gott realisiert haben und keine negativen Gedanken, Gefühle, Emotionen, gesundheitlichen Probleme, schlechten Gewohnheiten und irgendwelche Süchte mehr besitzen. Genau deshalb haben viele spirituelle Lehrer und Lichtarbeiter ungeachtet ihrer ziemlich hohen spirituellen Entwicklung noch immer mit schlechten Gewohnheiten und Süchten zu tun.

Meine lieben Leser, ich habe darüber nachgedacht, ob ich jede einzelne Sucht im kleinsten Detail hier beschreiben soll. Je mehr ich mich damit beschäftigte und darüber nachdachte, kam ich zu dem Schluss, dass dies gar nicht nötig ist. Denn in Wahrheit resultieren alle schlechten Gewohnheiten und Süchte aus den Dynamiken, die ich hier anführte. Stattdessen möchte ich euch ein Programm zur Überwindung aller schlechten Gewohnheiten und Süchte vorstellen, zu dem ich angeleitet wurde, weil alle die gleichen Ursachen haben. Es ist also völlig egal, welche schlechte Gewohnheit oder Sucht ihr überwinden wollt; die Geistige Welt, die Meister und ich haben hierfür ein 21-Tages-

Programm konzipiert. Ich persönlich garantiere, dass es euch beim Versuch der Überwindung und Umprogrammierung jeglicher schlechten Gewohnheit oder Sucht helfen wird!

Ich wurde deshalb zu einem 21-Tages-Programm geführt, weil es genau 21 Tage dauert, bis sich eine neue Gewohnheit im Unterbewusstsein festigt. Und obwohl es auf 21 Tage festgelegt ist, wird die Fortsetzung des Programms für zwei Monate empfohlen, einfach um sicherzustellen, dass die schlechte Gewohnheit oder Sucht hundertprozentig entfernt und umprogrammiert ist. Auch nach nur 21 Tagen kommt es zur Überwindung von schlechten Gewohnheiten oder Süchten, wenn ihr meiner Anweisung und Instruktion exakt folgt!

Es ist mir eine große Freude, euch mit Hilfe der Geistigen Welt und den Meistern zu zeigen, wie ihr alle Süchte gut und einfach überwinden könnt. Abschließend überbringen euch nun die Geistige Welt, die Meister und ich das 21-Tage-Programm zur Überwindung von Süchten und Gewohnheiten.

Das 21-Tage-Programm zur Überwindung von Süchten und Gewohnheiten

* Beansprucht zu 100 % eure persönliche Kraft zur Selbstmeisterung über jeden einzelnen Gedanken, jedes Gefühl, jedes Wort, jede Handlung, das Unterbewusstsein, den Begierdenkörper, den physischen Körper, das innere Kind und jeden Aspekt des Selbst und des irdischen Lebens.

* Schreibt ein spirituelles Gelübde auf ein Blatt Papier, dass ihr von diesem Moment an, mit Gott, den Meistern und Engeln als Zeugen, offiziell mit dieser Gewohnheit oder diesen Gewohnheiten aufhören werdet.

* Überwacht jeden Gedanken und jedes Gefühl, bleibt spirituell wachsam und entlasst alle Gedanken und Gefühle, die nicht von Gott stammen aus eurem Bewusstsein und ersetzt sie durch göttliche Gedanken und Gefühle.

* Verweigert den Zugang jeglicher Gedanken des negativen Egos mit seinem angstbasierenden, trennenden Denken und Fühlen und ersetzt diese durch entgegengesetzte spirituelle Gedanken und Gefühle des Christus-/Buddha-Bewusstseins.

* Sprecht die Affirmationen zur persönlichen Kraft, Selbstliebe, der Schutzblase und der spirituellen Ausrichtung im Anhang der Broschüre je 15 Minuten lang morgens und abends. Sprecht sie auch, wenn euer Energieniveaus sinkt oder ihr in Versuchung kommt.

* Verfasst ein Hunagebet. Das ist ein Brief an Gott, Christus, den Heiligen Geist, die mächtige ICH BIN - Gegenwart, euer Höheres Selbst, die Meister und die Engel der Heilung, damit sie euch unterstützen, mit der schlechten Gewohnheit und/oder der Sucht aufzuhören. Sprecht dieses Gebet zwei Mal morgens und zwei Mal abends laut. Wenn ihr möchtet, könnt ihr euch während des Gebets mit Meistern und Heiligen verbinden. Zum Beispiel mit Jesus, Buddha, Moses, Mohammed, Mutter Maria, Djwhal Khul, dem Mahatma, Erzengel Metatron, Erzengel Raphael und den galaktischen Heilern.

* Bittet 21 Tage lang morgens und abends stets für 15 Minuten in einer kurzen Meditation Gott und alle göttlichen Kräfte um die offizielle Verankerung des Matrix-Entfernungsprogramms der Kernangst. Bittet die Geistige Welt, die Meister und Engel um die vollständige Entfernung der schlechten Gewohnheit und Sucht aus eurem Energiefeld und aus dem Unterbewusstsein. Sie werden dies dann aus eurem Energiefeld ziehen wie ein Gärtner, der Unkraut jätet. Die Geistige Welt und die Meister ziehen die schlechte Gewohnheit einfach über euer Kronenchakra aus eurem Körper heraus. Bittet auch jeden Abend vor dem Schlafengehen darum und die Geistige Welt und die Meister ziehen diese Programmierung, die komplette Kernangstprogrammierung und die Programmierung durch das negative Ego während der Nacht aus euch heraus. Führt dies 21 Tage lang durch.

* Sobald ihr morgens erwacht, betet aus ganzem Herzen, aus tiefster Seele und mit eurem gesamten Geist und ganzer Macht zu Gott, Christus, dem Heiligen Geist, eurer mächtigen ICH BIN

- Gegenwart und zu eurem Höheren Selbst, dass sie euch helfen mögen, den schlechten Gewohnheiten und Süchten den ganzen Tag lang zu widerstehen.

* Richtet anschließend ein zweites Gebet an den Heiligen Geist und bittet ihn, die ursprüngliche Ursache dieser schlechten Gewohnheit und Sucht „ungeschehen zu machen“ und sie vollständig aus eurem Energiefeld und dem Unterbewusstsein zu entfernen. Wiederholt dies morgens und abends, bevor ihr einschlaft.

* Sobald ihr in Versuchung geratet, betet sofort zu Gott, Christus, dem Heiligen Geist, eurer mächtigen ICH BIN - Gegenwart und zu eurem Höheren Selbst, damit sie diese Versuchung aus eurem Bewusstsein entfernen. Dann visualisiert, wie ihr das flammende blaue Schwert von Erzengel Michael nehmt und das Band zu dieser Versuchung durchtrennt und dabei sagt: „SEI STILL UND WISSE, ICH BIN GOTT!“

* Bittet Erzengel Michael jeden Morgen, wenn ihr erwacht und bevor ihr abends ins Bett geht um die Durchtrennung aller energetischen Bänder in eurem Sein, die euch mit dieser schlechten Gewohnheit und Sucht verbinden.

* Wenn ihr morgens aufsteht, führt eine einminütige Meditation durch und legt dabei eure „spirituelle Schutzrüstung“ an.

Visualisiert, wie ihr selbst oder Erzengel Michael das blaue Schwert als Symbol für eure persönliche Macht beansprucht und seht, wie ihr es in eurer rechten Hand haltet.

Platziert anschließend eine rosarote Rose für die bedingungslose Selbstliebe und für die bedingungslose Liebe anderen gegenüber in eurem Herzen.

Umgebt euch mit einer „goldenen Schutzblase", welche die Negativität von anderen aus euren Energiefeldern und aus eurem Bewusstsein den ganzen Tag über fernhält.

Visualisiert eine Lichtsäule, die euch mit eurem Höheren Selbst, der mächtigen ICH BIN - Gegenwart und mit Gott verbindet.

Bittet dann Gott, Christus, den Heiligen Geist, eure mächtige ICH BIN - Gegenwart und euer Höheres Selbst um eine „Lichtsäule" des Schutzes, die euch den ganzen Tag über umgibt. Festigt diese Lichtsäule durch ein kurzes Wiederholen dieser Bitte am Nachmittag und vor dem Schlafengehen über die gesamte 21 Tage.

* Begebt euch täglich während der 21 Tage in eine einminütige Meditation, in der ihr eurem inneren Kind eine innige Umarmung und viel Liebe schenkt und ihm erklärt, dass es euch ernst ist mit dieser schlechten Gewohnheit oder Sucht aufzuhören.

Bittet euer inneres Kind um seine Kooperation, weil ihr überzeugt seid, dies tun zu müssen und es wird mit der Hilfe des inneren Kindes leichter sein.

Befragt das innere Kind, ob es etwas braucht oder möchte.

Erklärt dem inneren Kind, dass ihr es von nun an aufziehen und ihm Stabilität und bedingungslose Liebe schenken werdet, und dass ihr ihm nicht schaden und nicht mehr so kritisch mit ihm umgehen werdet.

* Bittet drei Mal täglich um ein „goldenes Netz“ von eurer mächtigen ICH BIN - Gegenwart und eurem Höheren Selbst zur Reinigung eurer Energiefelder.

* Fastet zwei Tage mit Bielerbrühe und ein wenig Protein. Dämpft dazu Zucchini, grüne Bohnen und ein bisschen Sellerie und Petersilie. Zerkleinert es dann im Mixer mit etwas Kochwasser, so dass eine dicke Suppe entsteht. Esst sie zwei Tage lang. Wenn ihr euch etwas geschwächt fühlt, dann fügt ein paar Proteine hinzu. Das wird eure Leber von allen Giften reinigen.

* Schickt eine Gebetsbitte an die I AM University, damit ihr Unterstützung beim Aufhören mit der Sucht bekommt und wir werden diese Bitte auf unserem interdimensionalen Gebetsaltar legen.

* Wenn ihr möchtet, könnt ihr unterstützend die *CD "Aufstieg"* mit der 50 Punkte umfassenden kosmischen Reinigungsmeditation *(auf Deutsch im Lippert-Verlag erhältlich)* bestellen und diese 21 Tage lang einmal am Tag durchführen. Dies wird eure Energiefelder vollständig reinigen. Es ist für dieses Programm nicht erforderlich, jedoch ein nützliches Hilfsmittel.

* Bittet während der 21 Tage vor dem Schlafengehen täglich die Geistige Welt, die Aufgestiegenen Meister und Engel der

Heilung um die Entfernung aller negativen Implantate und negativen Elementale aus eurem Energiefeld.

* Bittet die Geistige Welt, die Aufgestiegenen Meister und Engel 21 Tage lang täglich vor dem Schlafengehen um die Wiederherstellung und den Ausgleich aller Chakren.

* Bittet die Geistige Welt und die Aufgestiegenen Meister täglich 21 Tage lang um die Verankerung des „Pranawind-Reinigungsgerätes" in eurem Energiefeld. Es wirkt wie ein ätherisches Gebläse, welches alle negativen Energien oder Blockaden aus den Meridianen und Akupunkturpunkten herausbläst, damit eure Energie wieder frei fließen kann. Schon fünf Minuten genügen! Es macht richtig Spass und ihr werdet es fühlen.

* Bittet die Geistige Welt und die Aufgestiegenen Meister täglich für eine Minute um eine Licht- und Liebesdusche. Dies hilft auch, wenn ihr in Versuchung geratet!

* Wenn ihr in Versuchung geratet, sprecht dieses Mantra:

Ich bin die Monade
Ich bin die Seele
Ich bin göttliches Licht
Ich bin Liebe
Ich bin Wille
Ich bin die Bestimmung

Dies verbindet euch unverzüglich mit eurem Höheren Selbst und bricht jede Verbindung zum niederen Selbst oder dessen Begierden ab.

* Stellt einmal wöchentlich brennende Tiegel in eurem Haus zur Reinigung auf. Dazu verwendet ihr einen Metalltopf mit etwas Alkohol und Bittersalz. Stellt den Topf auf einen Untersetzter, damit nichts Feuer fängt und platziert ihn in der Mitte des Raumes und zündet das Gemisch mit einem Streichholz an. Es wird circa fünf Minuten lang brennen. Dadurch wird der Raum von allen negativen Energien gereinigt und ihr könnt in einer spirituell sauberen Atmosphäre leben.

* Wenn ihr euch durch die schlechte Gewohnheit oder Sucht verleitet fühlt, wiederholt sofort den Namen "Gott", einen anderen eurer Lieblingsnamen Gottes oder ein göttliches Mantra. In diesem unendlichen Universum gibt es keine Gewohnheit oder Sucht, die dem Namen Gottes standhalten könnte.

* Ein weiteres heilsames Mittel ist das Sprechen des „Vater Unser“ gegen Versuchungen.

* Wenn ihr morgens aufsteht, bittet 21 Tage lang die Geistige Welt und die Meister um eine „axiatonale Ausrichtung“. Dies balanciert eure Energiefelder aus.

* Ernährt euch gesund.

* Versucht euch physisch zu betätigen, frische Luft und Sonnenschein zu tanken, auch wenn es nur ein kleiner Spaziergang jeden zweiten Tag ist.

* Bittet die Geistige Welt und die Meister 21 Tage lang um die Verankerung und Aktivierung eures gesalbten Christus-

Überselbst-Körpers, des Zohar-Lichtkörpers, des höheren Adam-Kadmon-Körpers und eures monadischen Blaupausen-Körpers.

* Bittet außerdem darum, dass euer ganzes Haus in der Lichtsäule und Aufstiegslichtsäule steht.

* Bittet Dr. Lorphan und die galaktischen Heiler und Engel um die Reparatur jeglicher physischen oder ätherischen Schäden, die in euren Körpern durch die alte Gewohnheit oder Sucht entstanden sind.

* Während ihr dieses Programm 21 Tage lang durchführt und für weitere zwei Monate danach empfehle ich euch meine Bücher *Wie man sich vom negativen Ego befreit, Seelenpsychologie, Das komplette Aufstiegshandbuch (erhältlich im Lippert-Verlag).*

* Müßiggang ist aller Laster Anfang. Haltet daher eure Gedanken und Handlungen auf Gott, euren spirituellen Weg und auf das Positive ausgerichtet.

* Bewahrt jederzeit eine positive geistige Einstellung und positive Gefühle.

* Richtet eure Aufmerksamkeit stets auf Gott und euren spirituellen Weg.

* Warum sich sorgen, wenn man beten kann?

* Bleibt spirituell wachsam für Gott und sein Reich.

Meine lieben Leser, wenn ihr dieses Grundprogramm befolgt, das die Geistige Welt, die Meister und ich hier darlegen, garantiere ich persönlich, dass es in diesem unendlichen Universum keine schlechte Gewohnheit oder Sucht gibt, die eurer ganzen persönlichen Macht, der Kraft eurer Gedanken als Söhne und Töchter Gottes, der Liebe, Weisheit und Kraft Gottes, Christus, des Heiligen Geistes, eurer mächtigen ICH BIN - Gegenwart, eures Höheren Selbst, den Aufgestiegenen Meistern der inneren Ebene, den Erzengeln und den Engeln des göttlichen Lichtes standhalten könnte!

So steht es geschrieben! So soll es geschehen!

Affirmationen zur persönlichen Kraft

- Ich bin die Kraft, der Meister, und die Ursache meiner Einstellungen, meiner Gefühle und Emotionen und meines Verhaltens.

- Ich bin stets 100 % in meiner Kraft. Ich bin liebevoll und ausgeglichen.

- Ich bin kraftvoll, ganz und vollständig. Ich habe zwar Vorlieben,
bin jedoch frei von Abhängigkeiten.

- Ich bin zu 100 % in meiner Kraft und entschlossen, in allem, was ich tue.

- Ich habe die Meisterschaft und die Kontrolle über meine Energien im Dienste eines liebenden, spirituellen Zieles.

- Ich bin der Meister und Regisseur meines Lebens; mein Unterbewusstsein ist mein Freund und es dient mir.

- Ich bin das Zentrum reinen Selbstbewusstseins und Willens; ich kann meine Energien dorthin lenken, wohin ich es wünsche.

- Ich bin stets kraftvoll, zentriert und liebevoll.

- Ich bin stets kraftvoll, zentriert und lasse nicht zu, dass irgendetwas in diesem äußeren Universum mich aus meinem Gleichgewicht bringt.

- Ich bin 100% in meiner persönlichen Kraft und gelobe, sie niemals wieder meinem Unterbewusstsein oder anderen Menschen zu überlassen.

- Ich habe perfekte Selbstkontrolle und Selbstmeisterung bei allem, was ich tue.

Affirmationen zur Selbstliebe und spirituellen Ausrichtung

- Ich liebe mich heute und vergebe mir alle Fehler, denn ich erkenne, dass alles gut ist.

- Ich erkenne meinen Wert. Ich habe ihn, weil Gott mich erschaffen hat, ich brauche gar nichts dafür zu tun.

- Ich erkenne, dass ich ein Diamant bin und nicht der Stein, auf dem er wächst.

- Mein Wert ist unveränderlich positiv, er ist mein spirituelles Erbteil. Meine Erfolge oder mein Versagen ändern nichts daran.

- Ich weiß, dass ich als Mensch wertvoll bin, unabhängig davon, ob ich meine Lebenslektionen gelernt habe oder nicht.

- Ich weiß, dass alles, was mir in meinem Leben widerfahren ist, positiv war und ist. Es waren einfach Lektionen, die ich zu lernen hatte.

- Ich bin bereit, im „Jetzt“ zu leben und mich nicht von meiner Vergangenheit einholen zu lassen.

- Ich bin mit mir selbst zufrieden, damit brauche ich nicht mehr die Zustimmung anderer zu suchen.

- Ich verdiene es, geliebt zu werden, weil Gott mich geschaffen hat und meine Fehler mir nicht angelastet werden.

- Ich weiß, dass alles, was im Leben geschieht, eine Lektion ist, eine Herausforderung und eine Chance für das eigene Wachstum.

- Ich weiß jetzt, dass ich der Mensch bin, der entscheidet und einbewusstes, spirituelles Wesen. Dieser Teil von mir verdient es, stets bedingungslos geliebt zu werden.

- Ich bin das Licht – nicht der Schirm, der das Licht verhüllt.

- Ich verdiene es, geliebt zu werden, weil meine wahre Identität nicht das ist, was ich in meinem Leben tue. Ich entscheide, was ich tue.

- Ich weiß jetzt, dass ich hier bin, um zu lernen und zu wachsen; ich bin trotz aller Fehler unveränderlich wertvoll und absolut liebenswert.

- Ich entscheide mich dafür, mit mir selbst streng zu sein, mich aber trotzdem bedingungslos zu lieben.

- Ich bin der Meister meines Lebens und entscheide mich dafür, mein bester Freund statt mein ärgster Feind zu sein.

- Ich entscheide mich dafür, mich so bedingungslos zu lieben wie Gott dies tut.

- Ich entscheide mich dafür, in Wahrheit zu verstehen, dass ich vollkommen sein will; dazu gehört das Verständnis, dass Fehler richtig und wichtig sind und zum Wachstumsprozess gehören.

- Ich erkenne auf der Ebene meiner wahren Identität, dass „Ich" die Entscheidungskraft besitze, und die Person, das spirituelle Wesen, die Seele bin. Ich bin jedem anderen Menschen auf der Welt ebenbürtig.

- Ich entscheide mich dafür, zu erwachen und zu erkennen, dass nur mein fehlerhaftes Denken mich dazu gebracht hat, dass ich mich nicht selbst liebe.

- Ich entscheide mich jetzt dafür, die fehlerhaften Gedanken, welche mir die Gesellschaft aufgedrückt hat, loszulassen und sie durch Selbstliebe zu ersetzen.

- Ich entscheide mich dafür, anzuerkennen, dass ich Liebe verdiene und dass auch andere Menschen sie verdienen.

- Ich entscheide mich dafür, anzuerkennen, dass ich ohne Schuld und ohne Sünde bin, weil alle Fehler, die ich mache, nur Lektionen sind und meinem Wachstum dienen. Fehler sind in Wahrheit Goldstücke der Weisheit und daher positiv.

- Ich erkenne, dass Gott mir meine auf Grund des freien Willens getroffenen Fehlentscheidungen nicht vorwirft. Warum sollte ich es dann tun?

- Ich liebe mich selbst. Ich vergebe mir. Ich bin mit mir zufrieden und werde von diesem Augenblick an mich selbst auf spirituelle Art und Weise behandeln, statt auf egoistische. Es ist mir voll bewusst, dass die Art, wie ich denke, die Realität ist, in der ich lebe. Ich habe immer in einer selbst geschaffenen Hölle falschen Denkens gelebt. Von nun an will ich in einem selbst geschaffenen himmlischen Bewusstseinszustand leben. So einfach ist das!

- Ich liebe mich selbst bedingungslos, weil ich ein Sohn / eine Tochter Gottes bin. Meine Fehlentscheidungen auf Grund des freien Willens und mein fehlerhaftes Denken werden mir nicht zur Last gelegt.

- Ist das, was Gott erschaffenen hat, nicht liebenswert und wertvoll?

- Ich liebe mich selbst, weil ich unschuldig bin – nicht schuldig.

- Das Einzige in diesem Universum, das behauptet, ich sei der Liebe nicht wert, ist mein „Ego". Hiermit widersage ich meinem Ego und seiner falschen Haltung und kehre zurück, um in Einklang zu sein mit meiner wahren spirituellen Einstellung und dem Selbst.

- Ein für allemal verweigere ich das Ego-Spielchen, Dinge tun zu „müssen", um geliebt und wertgeschätzt zu werden. Es ist mir völlig klar, dass ich immer schon liebenswert und wertvoll gewesen bin und es auch immer sein werde.

Affirmationen Schutzblase

- Ich kann von den negativen Energien anderer Menschen nicht verletzt werden. Sie perlen von mir ab, wie das Wasser am Federkleid einer Ente.

- Ich bin die Ursache meiner Gefühle und Emotionen – niemand anderer. Ich gebe niemandem mehr diese Macht über mich.

- Die negative Energie anderer Menschen prallt von mir ab wie von einem Gummipuffer.

- Ich höre zwar, was andere mir zu sagen haben, verinnerliche jedoch nur das, was ich zu verinnerlichen wünsche.

- Die einzige Auswirkung, die negative Energie anderer auf mich hat, ist diejenige, welche ich zulasse. Ich entscheide mich dafür, davon nie wieder beeinflusst zu werden.

Zur Unterstützung des Prozesses befinden sich alle Affirmationen des Anhangs auf der ***geführten Meditations-CD "ICH BIN"****, gesprochen von Rudolf Lippert, die im Lippert Verlag erhältlich ist.*

Das acht Punkte umfassende 21-Tage-Programm für bedingungslose Selbstliebe und das Selbstwertgefühl

Zwei der wichtigsten spirituellen Eigenschaften, die es im Leben zu entwickeln gilt, sind bedingungslose Selbstliebe und das Selbstwertgefühl. Hier möchte ich diesen Vorgang auf einfache Weise erklären und euch ein sehr praktisches Programm an die Hand geben, um diese Qualitäten zu erreichen und/oder um die gegenwärtige bedingungslose Selbstliebe und das Selbstwertgefühl zu erhöhen. Das Ziel ist das Erreichen eurer höchsten spirituellen Christus-/Buddha-Ebene. Eigentlich ist dies ganz einfach, wenn man es erst einmal verstanden hat. Manchmal ist der Prozess so, als würde man „den Wald vor lauter Bäumen nicht sehen"!

Es gibt acht wichtige Punkte für die Meisterung, den Erfolg und die Übung mit diesem Programm. Grundlegend ist, dass man diese acht Punkte versteht.

1. Der erste Schlüssel zur bedingungslosen Selbstliebe und zum Selbstwertgefühl ist, die eigene persönliche Kraft, bedingungslose Liebe und Weisheit jederzeit vollständig zu besitzen. Und damit ist natürlich eure eigene dreifaltige Flamme gemeint. Ihr könnt nicht wahre beständige bedingungslose Selbstliebe und ein Selbstwertgefühl erlangen, wenn ihr eure persönliche Kraft und Selbstmeisterung nicht jederzeit und zu 100 % beansprucht. Wenn ihr sie nicht beansprucht, dann gebt ihr sie an andere Menschen und/oder an das Unterbewusstsein, an das negative

Ego und den Emotionalkörper ab, die sie dann „verheizen". Das bedeutet nicht, sie seien von Natur aus schlecht. Sie haben nur kein eigenes Urteilsvermögen. Sie sind nicht dafür geschaffen, euer Leben zu bestimmen und zu gestalten. Das ist eure Aufgabe!

Und ihr seid dazu nur in der Lage, wenn ihr 100 % eurer eigenen Kraft beansprucht und damit die Selbstmeisterung besitzt und selbst der Kapitän auf eurem Schiff seid! Ihr bestimmt eure eigene Realität durch das Denken. Um das Steuer selbst in der Hand zu behalten und somit die Ursache und der Schöpfer eurer eigenen Realität zu sein, müsst ihr ständig in eurer eigenen Kraft und in spiritueller Wachsamkeit bleiben. Nur dadurch könnt ihr Gedanken und Gefühle vom negativen Ego, die auf Angst basieren oder getrennt von Gott sind, fern halten und stets das spirituelle Christus-/Buddha-Denken abewahren.

Zweitens, müsst ihr die bedingungslose Liebe für euch selbst und andere jederzeit beanspruchen. Damit ihr im Zustand der bedingungslosen Liebe und des Selbstwertgefühls verharren könnt, müsst ihr die bedingungslose Liebe jederzeit nicht nur für euch selbst, sondern auch für andere pflegen. Man kann keine bedingungslose Liebe für sich selbst haben, wenn man sie nicht auch für andere aufbringt.

Drittens, solltet ihr jederzeit euer Wissen beanspruchen. Das Auslassen dieses Punktes führt ebenfalls weg von der bedingungslosen Liebe und dem Selbstwertgefühl. Es erfordert viel Weisheit, das innere Kind und sich selbst zu erziehen und die perfekte Balance der dreifaltigen Flamme im täglichen Leben aufrechtzuerhalten. Teil dieser Lektion ist es wieder, Gedanken und Gefühle vom negativen Ego, die auf Angst basieren oder getrennt von Gott sind, aus dem Bewusstsein und dem Geist zu entfernen und dafür stets bestärkende Gedanken und Gefühle der Spiritualität und von Christus/Buddha zu hegen. Die permanente Wiederholung programmiert euer Unterbewusstsein um und schafft den Nährboden für das Wachstum von bedingungsloser Selbstliebe und des Selbstwertgefühls in euch selbst.

2. Der zweite große Schlüssel zur bedingungslosen Selbstliebe und zum Selbstwert ist das innere Kind. Deshalb ist die angemessene Erziehung des inneren Kindes so wichtig und die will gelernt sein. Hier geht es um „Stabilität und bedingungslose Liebe". Wie auch im richtigen Leben gibt es zu strenge, kritische und voreingenommene Eltern. Auf der anderen Seite sind manche Eltern zu nachgiebig und verwöhnen ihre Kinder zu sehr. Das Ideal besteht aus dem richtigen Verhältnis von männlicher und weiblicher Energie. Weder das Extrem der Kritik noch das Extrem des Verwöhnens wird eine Entwicklung fördern, denn es liegt ein Mangel an Selbstliebe und Selbstwertgefühl im inneren Kind und in euch selbst vor. Wenn ihr zu kritisch seid, wird sich das innere Kind unterlegen, abgelehnt und psychisch misshandelt fühlen. Wenn ihr zu viel durchgehen lasst, wird das innere Kind über die Stränge schlagen, verwöhnt sein, rebellieren und nie nachgeben. Es ist eure Aufgabe, das innere Kind und euch selbst immer bedingungslos zu lieben und dennoch standhaft und diszipliniert zu sein. So könnt ihr eine ausgewogene und gesunde Beziehung zum inneren Kind und zu eurer Persönlichkeit entwickeln.

3. Der dritte Schlüssel zur bedingungslosen Selbstliebe und zum Selbstwertgefühl ist die Erkenntnis, dass es zwei Arten von bedingungsloser Selbstliebe und des Selbstwertgefühls gibt. Es gibt zum einen die Ebene der „Form“ und zum anderen die Ebene der „Essenz“ oder die spirituelle Ebene. Man kann keine bedingungslose Selbstliebe und kein Selbstwertgefühl entwickeln, wenn man nicht auf beiden Ebenen arbeitet. Fangen wir mit der „Essenz“ oder der spirituellen Ebene an. Die Essenz der spirituellen Ebene bezogen auf bedingungslose Selbstliebe und das Selbstwertgefühl ist, dass Gott euch erschaffen hat und ihr deshalb bedingungslos liebenswert seid und einen eigenen Wert besitzt. Ihr seid Söhne und Töchter Gottes. Ihr seid in Wahrheit der Christus. Ihr seid in Wahrheit der Buddha. Ihr seid in Wahrheit Gott. Ihr seid nach dem „Ebenbild Gottes“ geschaffen. Der Mikrokosmos ist wie der Makrokosmos. „Wie innen, so außen. Wie oben, so unten.“

Meine lieben Brüder und Schwestern, natürlich haben wir bedingungslose Selbstliebe und ein Selbstwertgefühl, denn Gott hat uns erschaffen und wir sind in der Tat Inkarnationen Gottes. Wenn wir uns selbst geschaffen hätten, könnten wir uns aussuchen, ob wir Selbstliebe und ein Selbstwertgefühl haben wollen. Aber dem ist nicht so, obwohl das negative Ego uns dies gerne einreden möchte. Wir haben uns nicht selbst erschaffen, sondern Gott hat uns erschaffen.

Natürlich besitzen wir bedingungslose Selbstliebe und ein Selbstwertgefühl. Wenn wir ein Kind aufziehen, dann machen wir einem Unterschied zwischen dem Kind und seinem Verhalten. Manchmal sind wir mit seinem Verhalten nicht einverstanden, aber wir lieben das Kind dennoch bedingungslos. Dasselbe trifft auch auf das innere Kind zu. Das innere Kind oder das innere Selbst stellen manchmal Dinge an, mit denen wir nicht einverstanden sind und dadurch bekommen wir Lektionen zum Lernen und/oder es kommt zu Fehlern, die korrigiert und bereinigt werden müssen. Trotzdem lieben wir uns immer bedingungslos, auch wenn uns unser Verhalten nicht gefällt. Und hier gibt es einen bedeutenden Unterschied. Das innere Kind und das innere Selbst sind immer liebenswert und wertvoll, denn wir sind in Wahrheit Inkarnationen Gottes und dabei, Gott vollständig zu realisieren. Wir sind Inkarnationen Gottes und das ist eine Tatsache, auch wenn wir Gott noch nicht bewusst auf allen 352 Ebenen durch umfassende Initiationen erkannt haben. Und nur darum geht es in der Evolution. Am Ende dieses Kapitels biete ich euch spezielle Affirmationen zur Entwicklung von bedingungsloser Selbstliebe und des Selbstwertgefühls auf der „Essenzebene" an, mit denen 21 Tage lang gearbeitet werden sollte.

4. Der vierte Schlüssel zur Entfaltung bedingungsloser Selbstliebe und des Selbstwertgefühls liegt im Verständnis der „Formebene". Auf der „Ebene der Essenz" sind wir bedingungslos liebenswert und wertvoll. Jedoch darf man die „Ebene der Form" im Leben nicht vergessen. Auch auf dieser Ebene sollte man sich wohlfühlen. Selbst wenn wir den ganzen Tag lang Drogen nehmen und Alkohol trinken würden, nur vor dem Fernseher sitzen, dem niederen Selbst nachgeben und schlafen, und gar nicht erst den Versuch starten würden, im täglichen Leben die Spiritualität einfließen zu lassen und nichts auf die Reihe bekommen würden, hätten wir auf der Ebene der

„Essenz" noch immer bedingungslose Selbstliebe und unseren Selbstwert.

Auf der Ebene der „Form" wäre jedoch das Gegenteil der Fall. Hier ist es wichtig zu wissen, dass „Rechtschaffenheit in den Augen Gottes der Versuch" ist. Gott erwartet, dass wir versuchen im täglichen Leben mit Aufrichtigkeit und Rechtschaffenheit spirituell zu sein. Für Gott ist nicht das Ergebnis bedeutend, denn er ist unsere Bemühung. Selbst wenn ihr Fehler macht, ist das für Gott in Ordnung, solange ihr versucht die Gegenwart Gottes im Alltag zu leben. Oder anders gesagt, solange ihr versucht, eure Gedanken, Worte und Handlungen aus dem spirituellen Christus-/Buddha-Bewusstsein hervorzubringen. Viele Menschen „versuchen" es im Leben, dennoch haben sie weder bedingungslose Selbstliebe noch ein Selbstwertgefühl. Warum ist das so? Weil sie nicht die Liebenswürdigkeit und den Wert auf der Ebene der „Essenz" affirmieren. Sie erkennen nicht, dass „Rechtschaffenheit in den Augen Gottes der Versuch" ist. Drittens sehen sie auf der Ebene der „Form" nicht bewusst ihre eigenen Erfolge und Fortschritte. Sie hören stattdessen auf die Stimme des negativen Egos mit seinem auf Angst basierenden trennenden Verstand, der sie kritisiert, mit anderen vergleicht und konkurriert.

Wir alle wissen, wie das negative Ego Gold zu Müll verwandeln kann. Es verwandelt Diamanten zu Dreck. Auch wenn ihr aus Gottes objektiver Sicht wundervoll vorankommt und eure mächtige ICH BIN - Gegenwart und das Höhere Selbst total zufrieden mit euren Fortschritten und Bemühungen sind, kann das negative Ego euch dazu führen, dass ihr all diese Erfolge und Fortschritte auf der Ebene der „Form“ vergesst. Dafür gibt es ein sehr einfaches Gegenmittel, nämlich das „Triumphprotokoll“ und das „Dankbarkeitsprotokoll“! Das Triumphprotokoll ist der Schlüssel zur bedingungslosen Selbstliebe und zum Selbstwertgefühl auf der Ebene der „Form“. Ihr erstellt dazu einfach eine Liste aus allen Lebensbereichen mit den Dingen, die euch glücklich machen. Ihr könnt alles aufschreiben, was euch einfällt. Zählt spirituelle, mentale, emotionale, energetische und körperliche Dinge auf; Schritte, die ihr unternommen habt, spirituelle und soziale Leistungen, Bücher, die ihr gelesen habt und alles, was ihr erreicht habt und womit ihr euch wohl fühlt. Diese Triumphliste bezieht sich auf euer ganzes Leben.

Erstellt dann ein zweites Triumphprotokoll mit allen Dingen, die ihr im letzten Jahr, in den vergangenen sechs Monaten, im letzten Monat und in der letzten Woche getan habt. Und denkt daran, dass eure Gedanken eure Realität erschaffen. Ist das Glas Wasser halb voll oder halb leer? Auf Grund des negativen Egos betrachten wir uns selbst oftmals als halb leer anstatt halb voll. Das Triumphprotokoll gehört zu den tief gründigsten spirituellen Hilfsmitteln, die jemals erfunden wurden und fast niemand auf der Erde weiß darüber Bescheid. Diese Liste bringt euch auf der Stelle wieder zur „halb voll“ Perspektive zurück. Anstelle des Lochs seht ihr den Donut. Ihr könnt somit die optimistische Sichtweise des Selbst vor der pessimistischen Sichtweise wählen. Ihr werdet die göttliche Sichtweise anstelle der Sichtweise des negativen Egos auf das Selbst einnehmen.

Nachdem ihr diese beiden Triumphprotokolle angelegt habt, erstellt eine dritte Liste mit zukünftigen Triumphen, euren

Plänen und Zielen, mit denen ihr euch richtig wohlfühlt. Schreibt abschließend eine weitere Liste mit Dingen auf, die in ein Dankbarkeitsprotokoll gehören. Notiert alles in eurem Leben, wofür ihr dankbar sein könnt. Wir tun dies häufig am Erntedankfest und fühlen uns dabei großartig, obwohl wir es jeden Tag tun sollten oder zumindest so lange, bis diese Art zu denken eine Gewohnheit in unserem Unterbewusstsein geworden ist.

Meine lieben Leser, wenn ihr diese vier Arten von Triumphprotokollen und/oder Listen erstellt, garantiere ich euch hundertprozentig, dass ihr euch fühlt, als würdet ihr mit Reichtum überschüttet werden. Dankt abschließend Gott und den Meistern für ihren Segen; denn heißt es nicht in einem Sprichwort: „Es hätte auch anders kommen können"! Also genießt das starke Gefühl als platzt ihr gleich vor Glück und dankt Gott und den Meistern für den reichlichen Segen, den sie euch schenken. Eure Gesundheit mit eingeschlossen.

Vielen Menschen auf dieser Welt geht es deutlich schlechter als euch. Schaut euch die Freiheit an, die das Land euch bietet, in dem ihr lebt. Und wie steht es um eure körperliche Gesundheit? Es gibt Menschen mit fehlenden Armen und Beinen, oder Gelähmte, Menschen, die an Aids erkrankt sind, die an Krebs sterben und diese Aufzählung kann man noch sehr viel weiter führen. Dankt Gott für den Segen in eurem Leben und für alles, was für euch gut läuft. Ich bin sicher, dass ihr euch schon durch das Lesen dieses Kapitels viel wohler fühlt und dabei habt ihr noch gar nicht mit dem Triumphprotokoll angefangen.

Erkennt ihr die Kraft der Gedanken? In Wahrheit musstet ihr euch niemals schlecht fühlen und hättet diesen Schritt jederzeit in eurem Leben tun können und es wäre euch millionenfach besser gegangen. Dieses Denken sollte in Schulen ab der ersten Klasse vermittelt werden. Kinder wären mit mehr bedingungsloser Selbstliebe und größerem Selbstwertgefühl viel besser in der Schule. Könnt ihr erkennen, meine lieben Leser, dass nach der Übung mit den Affirmationen und Visualisierungen auf der Ebene der „Essenz“ und auf der Ebene der „Form“, die ich euch noch geben werden, ihr euch wie ein Millionär für den Rest eures Lebens fühlen werdet? Falls ihr jemals wieder zurückfallt, macht diese Übungen und schon seid ihr wieder auf der Höhe. Das große Geheimnis des Universums ist die Macht der Gedanken. Sie erzeugen eure Realität und wir erhielten als Kinder, Jugendliche und Erwachsene nicht die richtigen Einsichten, spirituellen und psychologischen Werkzeuge, um alles einfach zu erschaffen.

Die Menschen leiden grundlos überall in der Welt, obwohl es völlig unnötig ist und in wenigen Momenten geheilt sein könnte. Wenn ihr erst einmal dieses 21-Tage-Programm für euch selbst durchgeführt habt, macht auch eure Familie, Freunde und Schüler darauf aufmerksam und tragt es in die Welt. Der Mangel an Selbstliebe und Selbstwertgefühl ist das wichtigste psychologische Problem auf der Erde. Neben der Unwissenheit um die persönliche Kraft ist mangelnde Selbstliebe auch der Kern der meisten Probleme.

5. Der fünfte Schlüssel zur Entfaltung bedingungsloser Selbstliebe und des Selbstwertgefühls liegt im Erkennen, dass alles,

was im Leben passiert, nur eine Lektion und keine Sünde ist. Jeder macht Fehler. Das ist normal und unvermeidbar. Ihr braucht euch nicht sonderlich bemühen und wenn dann ein Fehler passiert, lernt ihr daraus, indem ihr die goldene Erkenntnis der Weisheit daraus entnehmt und dann „vergebt ihr euch" dafür.

Ohne sich selbst und anderen zu vergeben, kann man keine bedingungslose Selbstliebe und auch kein Selbstwertgefühl entwickeln. Ich betone hier besonders „anderen zu vergeben", denn die äußere Welt ist ein Projektionsschirm für eure eigenen Gedanken. Um über einen langen Zeitraum in der bedingungslosen Selbstliebe und im Selbstwertgefühl zu bleiben, müsst ihr euch selbst und anderen vergeben, denn alles ist Gott und ihr seid es auch. Wenn ihr also anderen vergebt, vergebt ihr auch euch selbst. Diesen letzten Gedanken werdet ihr in keinem Buch über Selbstliebe finden, welches auf der „Persönlichkeitsebene" an das Verständnis herangeht. Dennoch ist dies ein wichtiger Aspekt, um in der Selbstliebe zu bleiben. Ansonsten bringt das Karma Gedanken wieder zurück, wenn man anderen oder sich selbst gegenüber nicht vergeben hat. Das beeinflusst dann die persönliche Ebene der Selbstliebe. In Wahrheit vergibt man also anderen nicht aus Wohltätigkeit heraus, sondern aus Wohltätigkeit für einen selbst. Ihnen zu vergeben hat nichts mit ihnen direkt zu tun, nur mit der Korrektur des eigenen Denkens.

Viele auf dieser irdischen Ebene können anderen vergeben und sich selbst nicht. Und das sind falsche Denkweisen, denn man kann alles vergeben. Diese Welt ist nur ein Traum Gottes. So etwas wie den Tod gibt es nicht. Die Erde ist nur eine spirituelle Schule, in der man lernt, sich selbst und anderen ungeachtet der Umstände zu vergeben. Wenn Jesus das konnte, während er gekreuzigt und physisch umgebracht wurde, dann könnt auch ihr euch selbst und anderen alle Lektionen verzeihen. Genau dazu diente er mit seinem Beispiel. Somit kann euer negatives Ego nicht sagen, dass eure Lektionen schwieriger seien. Außerdem befreit es von jeglicher Schuld und Reue, wenn man sich selbst alle Fehler vergibt. Durch das Lernen aus den Erfahrungen und einem speziellen spirituellen Gelübde, dass man diesen Fehler nie wieder begeht, kann man alle Schuld und Reue loslassen. Wenn man sich selbst nicht vergeben kann, begeht man einen erneuten Fehler, den man sich wieder vergeben sollte. Wie es im Buch *Ein Kurs in Wundern* heißt: „Vergeben ist der Schlüssel zum Glück."

Es gibt keinen einzigen Fehler in der ganzen Geschichte der Erde oder in der Geschichte dieses unendlichen Universums, den Gott nicht vergeben könnte und das ist eine Tatsache! Nur das negative Ego hegt Groll. Das spirituelle Christus-/Buddha-Bewusstsein betrachtet nichts im Leben als positiv oder negativ, auch nicht das Vergeben von Fehlern. Vollkommenheit bedeutet nicht, keine Fehler zu begehen. Vollkommenheit bedeutet, keine bewussten Fehler zu begehen. Sogar die Aufgestiegenen Meister machen Fehler. Nur dadurch können alle lernen. Und das ist die Wahrheit. Je mehr man aber zum spirituellen Meister wird, umso weniger Fehler macht man. Wie Paramahansa Yogananda sagte: „Ein Heiliger ist ein Sünder, der niemals aufgegeben hat."

6. Der sechste Schlüssel zur Entfaltung bedingungsloser Selbstliebe und des Selbstwerts ist die spirituelle Alchemie oder

wie man Negatives in Positives wandelt. Aus Gottes Sicht gibt es nichts, was ihr in diesem oder früheren Leben getan habt, das sich nicht in etwas Positives umwandeln lässt, ganz egal, wie schlimm der Fehler war. Die daraus gewonnenen goldenen Erkenntnisse der Weisheit sind natürlich ein großer Bestandteil dieses Prozesses. Es gehört auch dazu, dass man diesen Fehler und diese Lektion dazu nutzt, um anderen zu helfen. Jeder große Fehler, den ihr begangen habt, macht euch zum Experten auf diesem Gebiet und dann könnt ihr einen Teil eures Lebens dazu nutzen, anderen zu helfen, diesen Fehler nicht zu machen. So gewinnt man aus den Lektionen einen Segen.

Wenn jemand bei einem Autounfall einen anderen Menschen durch Alkohol am Steuer tötet, dann könnte er zum Beispiel sein Leben der Schulung anderer Autofahrer widmen und sie über die Gefahren des Autofahrens unter Alkoholeinfluss aufklären. Wenn ihr drogensüchtig ward und all euer Geld verloren habt, die Ehe kaputt ist und ihr keinen Kontakt mehr zu euren Kindern habt, dann könntet ihr lebenslang von Drogen abstinent bleiben und euer Leben zur Aufklärung anderer über die Auswirkung von Drogen verwenden und euch selbst als Beispiel anführen. Wenn ihr im Gefängnis eine Haftstrafe verbüßt habt, dann könnt ihr Jugendlichen über Kriminalität und Justizvollzugsanstalten berichten und ihnen dadurch ähnliches Leid ersparen, wie ihr es erlebt habt.

Meine lieben Leser, 'Gnade tilgt Karma'! Sogar König David begehrte die Frau eines anderen, wie es in der Bibel steht und er war 'von Gott geliebt'. Er schickte den Ehemann der Frau in den Kampf an vorderste Front, weil die Wahrscheinlichkeit, dass er getötet werden würde hier am größten war und so David die Frau bekommen würde. David bereute seine Sünden und wurde zu einem der größten Könige Israels. Gott begrüßt immer seine verlorenen Söhne und Töchter zu Hause, ganz egal was sie auch taten. Natürlich muss das ganze Karma ausgeglichen werden. Das kann durch die Gnade, das Lernen oder das Dienen geschehen. Sogar Hitler wurde vergeben und in Wahrheit ist auch er eine Inkarnation Gottes. Auch er muss das spirituelle Christus-/Buddha-Bewusstsein erreichen und sein Karma ausgleichen, obwohl es ihm schon vorher erlaubt ist, in sein spirituelles Zuhause zurückzukehren. Das wird für alle so sein, denn der göttliche Plan ist nicht eher erfüllt, bis alle Seelen wieder Zuhause sind. Und ich wiederhole nochmals, es gibt nichts in der Geschichte dieses unendlichen Universums, was nicht vergeben werden könnte. Nur das negative Ego denkt, dass es unverzeihliche Dinge gibt. Aber die Definition von Gott lautet 'Gott bedeutet Mensch minus Ego'.

7. Der siebte Schlüssel zur Entfaltung bedingungsloser Selbstliebe und des Selbstwertgefühls ist die Erkenntnis, dass wir ein spirituelles Elternteil für unser inneres Kind und/oder inneres Selbst sind, und Gott, die mächtige ICH BIN - Gegenwart und unser Höheres Selbst unsere spirituellen Eltern sind. In der hawaiianischen Huna-Lehre wird das Höhere Selbst als „Aumakua" oder „unser absolut vertrauenswürdiger Elternteil" bezeichnet. Genau wie das Höhere Selbst „unser absolut vertrauenswürdiger Elternteil" für uns ist, müssen wir lernen, dem inneren Kind und/oder unserem inneren Selbst ein „absolut vertrauenswürdiger Elternteil" zu sein. Zur Entfaltung der Selbstliebe gehört, dass ihr euch erlaubt, die bedingungslose

Liebe von Gott, Christus, dem Heiligen Geist, der mächtigen ICH BIN - Gegenwart und vom Höheren Selbst zu empfangen. Dadurch nehmt ihr nicht nur den bedingungslosen Selbstwert von Gott an, der euch erschaffen hat, sondern ebenso, dass ihr eine Inkarnation Gottes seid. Vielmehr „fühlt" ihr auch den Strom göttlicher Liebe, den Gott für euch empfindet.

So könnt ihr als der spirituelle, bedingungslos liebende Elternteil euer inneres Kind und das innere Selbst lieben und Gott, Christus, der Heilige Geist, eure mächtige ICH BIN - Gegenwart und das Höhere Selbst lieben euch bedingungslos. Durch diese Liebe gebt ihr auch eurem inneren Kind und dem inneren Selbst ein bedingungsloses Selbstwertgefühl. Zusätzlich bekommt ihr den gleichen bedingungslosen Wert von Gott. Außerdem seid ihr noch entschlossen und liebevoll zu eurem inneren Kind und dem inneren Selbst, genauso wie auch Gott als Elternteil entschlossen und liebevoll euch gegenüber ist.

Gott ist natürlich bedingungslos und entschlossen in dem Sinne, da er universelle Gesetze schuf und von uns erwartet, sie zu befolgen und aus ihnen zu lernen. Wenn wir sie nicht befolgen und uns ihnen nicht beugen, dann erzeugen wir Leid für uns selbst. Das Leiden ist keine Bestrafung, sondern schlicht eine Erinnerung oder ein Zeichen nach der Wahrheit zu suchen und Gottes universelle Gesetze auf der spirituellen, mentalen, emotionalen, ätherischen, physischen und irdischen Ebene zu verstehen.

Wenn ihr alle oben genannten Punkte anwendet, korrigiert ihr damit die Beziehung zu euch selbst und zu Gott, bevor ihr irgendeine andere Beziehung eingeht. Ihr werdet bedingungslos geliebt und seid wichtig, auch ohne eine andere Beziehung eingegangen zu sein. Ihr seid in der männlichen und weiblichen Energie ausgeglichen und in der Standhaftigkeit und Liebe, bevor ihr mit jemandem eine Beziehung eingeht. Und weil das so ist, sucht ihr die Liebe nicht außerhalb von euch selbst oder bei anderen Menschen, denn ihr gebt euch selbst Liebe und erlaubt euch, sie zuerst von Gott zu empfangen.

Demzufolge geht ihr gestärkt durch das Leben, denn, wie wir es schon erwähnten, ihr beansprucht dann eure gesamte persönliche Kraft, bedingungslose Liebe und Weisheit. Ihr geht somit innerlich völlig gestärkt, geliebt, ausgeglichen, heil und vollkommen durch das Leben. Ihr sucht nicht länger im Außen nach Kraft, Liebe, Wert, Bestätigung, Akzeptanz oder Ganzheit, sondern habt das alles in der Beziehung zu euch selbst und zu Gott gefunden. Und wenn ihr euch das selbst eingesteht, seid „ihr in Wahrheit Gott".

Ihr sucht keine falschen Götter außerhalb von euch selbst oder stellt irgendetwas über Gott oder euren spirituellen Pfad, denn ihr habt verstanden, dass ihr Gott, Christus, Buddha, das Ewige Selbst und Brüder und Schwestern seid. Ihr werdet es nicht nur in euch selbst erkennen, sondern auch in euren Brüdern und Schwestern, die auch ein Teil Gottes sind. Wenn ihr dies in anderen erkennt, stärkt ihr es zugleich in euch, denn in Wirklichkeit sind andere im spirituellen Sinn ein Teil eures Selbst. Ihr werdet dann die bedingungslose Selbstliebe und das Selbstwertgefühl in euch selbst erlangt haben und dies an andere außerhalb von euch und auch an euer größeres spirituelles Selbst, als das unendliche göttliche Wesen, das ihr in Wahrheit seid, weitergeben. Damit schließt sich sozusagen der Kreis! Am Wichtigsten dabei ist, mit euch selbst und Gott ins Reine zu kommen, wodurch ihr auch mit allen anderen Beziehungen ins Reine kommt. Ihr könnt nicht mit anderen richtig in Beziehung stehen, wenn die Beziehung zu euch selbst und Gott nicht richtig ist.

Und wie man so schön sagt, könnt ihr andere nicht lieben, wenn ihr euch selbst nicht liebt. Wenn ihr euch nicht liebt, könnt ihr trotzdem Liebesbeziehungen zu anderen haben, die jedoch auf Süchten, Abhängigkeiten und Co-Abhängigkeiten beruhen. Aus psychologischer Sicht wird es eher eine Mutter/Sohn- oder Vater/Tochter-Liebe sein als eine gegenseitige unabhängige Liebe bzw. eine Liebe unter Erwachsenen in Form einer Liebesbeziehung. Also meine lieben Leser, hier könnt ihr die Bedeutsamkeit der bedingungslosen Selbstliebe und des Selbstwertgefühls erkennen. Ihr würdet sie sonst außerhalb von euch suchen, anstatt sie in den Beziehungen zu euch selbst und zu Gott zu finden.

8. Der letzte Punkt, um in der bedingungslosen Selbstliebe und im Selbstwertgefühl zu bleiben, ist, stets die spirituelle Wachsamkeit und die goldene Schutzblase um euch herum aufrechtzuerhalten. Das ist besonders wichtig, denn es gibt sehr viel negative Energie in der Welt und viele Menschen, die vom negativen Ego gesteuert werden. Es ist nicht nur wichtig bezüglich eures eigenen negativen Egos achtsam zu sein und ihm nicht zu erlauben, in das Bewusstsein und den Verstand einzudringen; es ist ebenso wichtig, die goldene Schutzblase

jeden Tag um euch zu legen, so wie ihr jeden Morgen Kleidungsstücke anzieht, um die negative Energie von anderen von euch fern zu halten. Weil die meisten Menschen keine Ausbildung in spiritueller Psychologie besitzen, werden sogar Lichtarbeiter extrem vom negativen Ego gelenkt. Sie sind auf dem spirituellen Gebiet in ihren spirituellen Körpern oder „Lichtkörpern“ sehr weit entwickelt, aber sie haben noch viele Ecken und Kanten im psychologischen Selbst und in den Energiekörpern durch mangelnde spirituelle Ausbildung, was natürlich nicht ihre Schuld ist. In unserer Gesellschaft sollte diese angemessene Ausbildung in Schulen angeboten werden, aber dem ist nicht so. Und deshalb kommt es immer wieder zu Angriffen, Kritik, Urteilen, Herabsetzen, Selbstgefälligkeit, Konkurrenzdenken, Groll, Intoleranz, Ungeduld, Reizbarkeit und Frustration. Das sind selbstverständlich alles Eigenschaften des negativen Egos.

Wenn ihr eure goldene Schutzblase nicht um euch legt, können diese Gedankenformen und Energien des negativen Egos wie eine Programmierung von außen wirken, die eurer spirituellen Arbeit entgegenwirkt. Es ist sehr wichtig jeden Morgen diese goldene Schutzblase wie ein „energetisches oder ätherisches Kleidungsstück“ anzuziehen und euch somit vor der negativen Energie anderer zu schützen. Diese negativen Energien perlen dann von euch ab „wie Wassertropfen am Federkleid einer Ente“. Oder sie prallen einfach von eurer goldenen Schutzblase ab wie von einem „Gummikissen“.

Das, meine lieben Leser, ist der letzte achte Punkt um sicherzustellen, dass ihr jederzeit bedingungslose Selbstliebe und Selbstwert besitzt. Aus meinen Erläuterungen ist ersichtlich, dass es wirklich ganz einfach ist, hat man es erst einmal verstanden. Aber es gehört zu den Dingen, nach denen man ein ganzes Leben lang suchen kann und sie vielleicht trotzdem nicht findet, weil man nicht alle Puzzlestücke zusammen bekommt. Und ich bin überglücklich, sagen zu können, dass man das Rad nicht neu erfinden muss. Die Geistige Welt, die Meister und ich sind sehr froh über die Gelegenheit, euch diesen erstaunlichen Prozess zu erläutern.

Nachdem nun der „8-Punkte-Plan zum Erreichen bedingungsloser Selbstliebe und des Selbstwertgefühls" genauer erläutert wurde, gehen wir jetzt zum nächsten Abschnitt dieses Kapitels über. Es ist das 21-Tage-Programm, welches die Geistige Welt, die Meister und ich gemeinsam erstellten und das ihr anwenden und festigen könnt. Bekanntlich dauert es 21 Tage, bis sich eine neue Gewohnheit fest im Unterbewusstsein verankert. Deshalb ist es wichtig, alles was hier erwähnt wurde, gemäß dem Programm zu tun, das ich euch geben werde. Nach 21 Tagen werdet ihr dann die Gewohnheit der umfassenden bedingungslosen Selbstliebe und des Selbstwertgefühls entwickelt haben.

Genau genommen wird es einfach zur Gepflogenheit, ohne die man schwer auskommen kann. Ihr werdet ständig spirituell aufmerksam gegenüber den Gedanken des inneren und äußeren negativen Egos sein müssen. Betrachtet man dieses wichtige spirituelle Thema, werdet ihr für das Leben gerüstet sein, solange ihr aufmerksam seid.

Das 21-Tage-Programm zur Entwicklung bedingungsloser Selbstliebe und des Selbstwertgefühls

Der erste Schritt dieses Programms ist die Arbeit an der persönlichen Kraft, der Selbstliebe, der Unverwundbarkeit und mit den spirituellen „Affirmationen“, die in diesem Kapitel aufgeführt werden (es sind meine Lieblingsaffirmationen). Sie werden euch dabei helfen, die dreifaltige Flamme der Liebe, Weisheit und Kraft sowie die spirituelle Ausrichtung und den Schutz aktiv aufrechtzuerhalten. Sprecht die Affirmationen drei Mal täglich zehn Minuten lang laut und auch dann, wenn ihr einen mentalen und emotionalen Energieverlust verspürt und wieder in eine höhere Schwingung gelangen wollt. Ihr könnt es 21 Tage lang oder noch länger durchführen, wenn ihr möchtet.

Dann bitte ich euch, mit den folgenden Affirmationen für die „Essenz“ zu arbeiten, die ich bereits erwähnt hatte. Sprecht sie fünf Minuten lang, zwei Mal täglich, insgesamt 21 Tage lang.

* Ich habe bedingungslose Selbstliebe und empfinde meinen Selbstwert, denn Gott hat mich erschaffen.

* Ich bin ein heiliger Sohn / eine heilige Tochter Gottes.

* Sei still und wisse, ich bin Gott.

* Ich bin nach dem Ebenbild Gottes geschaffen und deshalb bin ich wertvoll und liebenswert.

* Ich bin Gott und mir dessen bewusst und ich verdiene bedingungslose Selbstliebe und habe meinen Wert.

* In Wahrheit bin ich Christus, Buddha, das Ewige Selbst und deshalb habe ich natürlich bedingungslose Selbstliebe und mein Selbstwertgefühl.

* Ich bin eine Inkarnation Gottes und obwohl ich gelegentlich Fehler begehe, beeinträchtigen sie nicht meine angeborene bedingungslose Selbstliebe und meinen Selbstwert.

Zur Entwicklung bedingungsloser Selbstliebe und des Selbstwertgefühls sind auch eure vier Triumphprotokolle wichtig, die bereits beschrieben wurden. Die Triumphliste bezieht sich auf das ganze Leben und alle Triumphe des letzten Monats oder der letzten Woche; egal wie klein sie erscheinen mögen. Erfasst auch alle zukünftigen Triumphe, die ihr erreichen möchtet. Denkt auch an das Dankbarkeitsprotokoll, welches einen Überblick eurer gesamten Vergangenheit vermittelt. Wenn ihr dieses Protokoll erstellt, werdet ihr große Umwälzungen im Bewusstsein erleben und euer Unterbewusstsein komplett neu programmieren. Lest die Liste dann 21 Tage lang täglich einmal laut. Ihr könnt diese Liste jeden Tag ergänzen, wenn euch neue Dinge einfallen. Falls eure Energie absinkt, lest die Liste durch oder schreibt sie neu. Das wird euch garantiert wieder in eine höhere mentale Schwingung versetzen. Als nächsten Schritt könnt ihr jeden Tag um ein goldenes Netz eurer mächtigen ICH BIN - Gegenwart zur Reinigung eurer Energiefelder bitten. Sprecht anschließend folgendes Mantra:

Ich bin die Monade
Ich bin die Seele
Ich bin göttliches Licht
Ich bin Liebe
Ich bin Wille
Ich bin die Bestimmung

Bittet Erzengel Michael und eure eigene mächtige ICH BIN - Gegenwart um den goldenen Schutzdom, der euch umgibt.

Bittet danach Gott, Christus, den Heiligen Geist, eure mächtige ICH BIN - Gegenwart und euer Höheres Selbst um Unterstützung, damit ihr an diesem Tag bedingungslose Selbstliebe und euer Selbstwertgefühl entwickeln könnt.

Ruft dann den Heiligen Geist durch ein spezielles Gebet zu euch und bittet ihn, alle Programmierungen von eingeschränkter Selbstliebe und bedingtem Selbstwertgefühl „ungeschehen" zu machen und die Ursache davon vollständig zu entfernen.

Bittet um das „Kernangstentfernungsprogramm" von eurer mächtigen ICH BIN - Gegenwart, dem Höheren Selbst, den Aufgestiegenen Meistern Djwhal Khul, Sananda, euren Geistführern, euren Schutzengeln und den Engeln der Heilung.

Bittet um die Entfernung aller Kernangstprogramme aus dem Unterbewusstsein, dem Bewusstsein und den Energiefeldern. Bittet danach um die Entfernung aller Programme von bedingter Liebe. Führt dies 20 Minuten lang morgens und 20 Minuten lang abends vor dem Schlafengehen täglich durch. Wenn ihr dann ins Bett geht, bittet sie um die Fortsetzung ihrer Arbeit, bis jedes Programm der bedingten Liebe und der Angst entfernt ist.

Bittet dann vor dem Schlafen um die Programmierung eures Unterbewusstseins mit bedingungsloser Selbstliebe und bedingungslosem Selbstwert. Gebt dazu eine Erklärung ab, dass ihr dieses Programm nur von eurer eigenen ICH BIN - Gegenwart und den Aufgestiegenen Meistern des göttlichen Lichtes annehmt und von niemandem sonst.

Führt diese Praktiken gewissenhaft 21 Tage lang durch. Somit werdet ihr nach 3 Wochen komplett verwandelt sein.

Die nächste spirituelle Übung ist für den ersten Tag dieses Programms bestimmt. Schreibt auf ein Blatt Papier folgendes spezielle spirituelle Gelübde nieder, welches ihr euch selbst, Gott und dem inneren Kind gegenüber ablegt: „Von diesem Moment an gewähre ich mir bedingungslose Selbstliebe und Selbstwert in jedem Moment meines Lebens, so gut ich kann"! Sagt dann: „So steht es geschrieben! So soll es geschehen!"

Außerdem könnt ihr vor dem Schlafengehen die Göttliche Mutter, Mutter Maria, Quan Yin, Isis und die weiblichen Aufgestiegenen Meister bitten, euch beim Entwickeln von bedingungsloser Selbstliebe und dem Selbstwertgefühl zu helfen. Bittet um ihre Unterstützung, euch während der Nacht zu unterrichten und euch während des Tages bei allem zu helfen.

Bittet Gott, Christus, den Heiligen Geist, eure mächtige ICH BIN - Gegenwart, euer Höheres Selbst, die Aufgestiegenen Meister und Engel der inneren Ebene zwei Mal täglich um eine „Liebesdusche". Verweilt eine Minute lang unter dieser Liebesdusche und geht dann wieder eurer Arbeit nach. Führt dies 21 Tage lang durch.

Nehmt eure Affirmationen auf Kassette auf und hört sie euch als Hintergrundmusik an, während ihr eure Hausarbeit erledigt. Spielt sie auch leise ab, wenn ihr zu Bett geht. Dadurch können diese Affirmationen als Autosuggestion oder als Methode der Selbsthypnose in euer Unterbewusstsein übergehen und damit nutzt ihr eure größere Aufnahmefähigkeit beim Einschlafen. Ihr müsst das natürlich nicht tun. Wenn ihr es jedoch probiert, ist es effektiv und sehr angenehm. Es ist wie ein Wiegenlied mit Affirmationen zur Selbstliebe und zum Selbstwert, das euch 21 Tage lang sanft zu Bett bringt, nachdem ihr eure Abendgebete gesprochen habt.

Unterhaltet euch jeden zweiten Tag mit eurem inneren Kind und schreibt dazu Notizen in eurem Tagebuch nieder. Sprecht mit eurem inneren Kind und fragt es, wie es ihm geht. Werdet dann während des Schreibens zu eurem inneren Kind und lasst es antworten. Es ist wie ein Rollenspiel oder ein Zwiegespräch, das ihr über das Tagebuch ausführt. Fragt euer inneres Kind, ob es irgendetwas möchte. Fragt es, wie es ihm mit dem neuen Programm geht, das ihr gerade durchführt. Fragt es, wie ihr als Elternteil seid und ob ihr eine gute Balance zwischen Bestimmtheit und Liebe getroffen habt und wie es sich für das innere Kind anfühlt. Fragt es, ob es gern irgendetwas daran verändern möchte. Fragt es, wie es ihm mit eurem gegenwärtigen Lebensplan geht.

Führt dann das Gleiche mit eurem Höheren Selbst und/oder der mächtigen ICH BIN - Gegenwart durch. Fragt sie nach weiterer Führung für dieses 21-Tage-Programm. Haben sie weitere Vorschläge oder sollten Anpassungen getroffen werden? Fragt sie, was sie von eurem gegenwärtigen großen Lebensplan und eurer eingeschlagenen Richtung halten. Sollten Veränderungen oder Korrekturen getroffen werden? Werdet dann zu eurem Höheren Selbst oder zur mächtigen ICH BIN - Gegenwart und antwortet auf eure Fragen. Das ist auch eine schöne Übung für das Channeling. Ihr werdet überrascht sein, was ihr alles erfahren werdet. Lasst es einfach geschehen und filtert nichts heraus. Es hat keine Wirkung auf das Ergebnis, wenn ihr denkt, ihr macht etwas falsch. Lasst das alles los. Lasst es einfach geschehen und schaut, was durchkommt. Wir versuchen nur, die Informationswege zwischen euch, eurer mächtigen ICH BIN - Gegenwart und dem inneren Kind etwas klarer und bewusster zu machen. Dieser Prozess hilft beim Integrieren und Verschmelzen dieser drei Ebenen.

Die nächste spirituelle Übung besteht im Aufschreiben der Worte „persönliche Liebe, bedingungslose Liebe, Weisheit, Beständigkeit gegenüber dem inneren Kind, bedingungslose Selbstliebe gegenüber dem inneren Kind, das Verwöhnen des inneren Kindes, zu selbstkritisch mit dem inneren Kind sein".

Gebt euch nun jeden Morgen und jeden Abend prozentuale Punktzahlen von 1 bis 100, wie ihr innerhalb der letzten 12 Stunden diese aufgezählten Qualitäten manifestiert habt. Das Ideal ist natürlich in allen Aspekten 100 % zu bekommen, außer für das „Verwöhnen" und das „Zu-Selbstkritisch-sein". Diese beiden sollten idealerweise bei 0 sein. Wir erwarten selbstverständlich keine Perfektion sondern nur Verbesserungen. Das Protokollieren ist ein Hilfsmittel aus der Psychologie. Es hilft euch beim bewussten Wahrnehmen, was ihr im Augenblick gerade tut. Indem ihr ein Protokoll führt, spielt ihr mit euch selbst und versucht den Prozentsatz eurer Punkte in die Höhe zu treiben. Wenn ihr das 21 Tage lang durchhaltet, erhöht ihr die Punktzahlen und werdet Fortschritte bemerken. Sollten eure Punktzahlen doch einmal zu niedrig sein, dann schreibt ein neues spirituelles Gelübde auf einem Blatt Papier auf oder sagt einfach laut, dass ihr euch auf diesem Gebiet verbessern werdet. Arbeitet mehr mit den Affirmationen, die ich euch zu den Qualitäten, die ihr verbessern wollt, gegeben habe oder ergänzt eigene Affirmationen, die speziell auf die Eigenschaft zutreffen, die ihr entwickeln wollt.

Zieht euch jeden Morgen und Abend eure spirituelle, mentale und emotionale Bekleidung an. Zuerst legt ihr euch eure persönliche Kraft an, die ihr euch als das Schwert mit blauer Flamme von Erzengel Michael vorstellen könnt.

Platziert dann eine rote oder rosafarbene Rose von der Göttlichen Mutter in eurem Herzen, die symbolisch für bedingungslose Selbstliebe und auch für bedingungslose Liebe zu anderen steht.

Danach platziert ihr die goldene Schutzblase um euch herum, wie es bereits erwähnt wurde.

Bittet dann um eine Lichtsäule des Schutzes von Gott und eurer mächtigen ICH BIN - Gegenwart. Seht eine Säule aus weißem Licht, die von Gott und eurer mächtigen ICH BIN - Gegenwart ausgeht und euch umgibt.

Legt euch dann die Hülle des spirituellen Bewusstseins, des Christusbewusstseins und/oder Buddhabewusstseins um. Das kann als eine Art weiß-goldener Mantel visualisiert werden, den ihr aus dem Kleiderschrank holt. Sie kann auch als weißgoldene Robe visualisiert werden. Oder auch als wunderschönes weiß-goldenes Kleid. Oder ihr könnt es als Anzug aus Christus-/Buddha-Licht visualisieren.

Manche Menschen wissen nicht, dass es wichtig ist, sich jeden Morgen sowohl mit stofflicher Kleidung als auch mit feinstofflicher Kleidung anzukleiden, also auch spirituell, mental, emotional und energetisch. Sie wären über den kraftvollen und tief greifenden Effekt dieser einfachen Übung absolut überrascht. Also vergesst nicht, die feinstoffliche Kleidung anzuziehen, denn mit physischen Stoffen kleidet ihr euch ja auch. Wenn ihr euch physisch angezogen habt, nehmt euch noch einen Moment Zeit und kleidet euch auch spirituell, mental, emotional und energetisch.

Der letzte Teil des 21-Tage-Programms beinhaltet kreative Visualisierungsübungen. In der ersten davon seht ihr euch morgens und abends eine oder zwei Minuten lang als das göttliche Wesen, den Christus oder Buddha, der ihr seid. Seht euch selbst vor eurem inneren Auge, wie Gott euch erschaffen hat. Ihr könnt euch vielleicht in eurem Lichtgewand des Aufstiegs sehen. Von einer weiß-goldenen Robe eingehüllt. Oder in einem wunderschönen Christuskleid. Stellt euch vor, wie ihr aussehen könntet und wie ihr in Wahrheit als Aufgestiegener Meister seid. Stellt euch vor, wie ihr bei eurer Erschaffung durch Gott ausgesehen habt. Erkennt an, dass ihr noch immer dasselbe Wesen seid. Ihr seid dasselbe Wesen in einem physischen Körper. Visualisiert es. Dann sprecht zu euch selbst: „Ich bin eine Inkarnation Gottes und deshalb verdiene ich hundertprozentige bedingungslose Selbstliebe und Selbstwert".

Visualisiert dann, wie euer inneres Kind auf einem Rasen spielt. Seht euch als den Erwachsenen, der ihr jetzt seid und geht auf das innere Kind zu. Das innere Kind bemerkt euch und erkennt euch natürlich und rennt in eure ausgestreckten Arme. Visualisiert, wie ihr es innig umarmt und wie das innere Kind euch umarmt und liebt. Sagt eurem inneren Kind gedanklich, wie sehr ihr es liebt, dass ihr euch immer um sein Wohlergehen kümmern werdet, es schützt, ihm Halt gebt, diszipliniert mit ihm umgeht und ihm jederzeit 100 % bedingungslose Liebe schenkt und ihm vergeben könnt. Sagt eurem inneren Kind, dass ihr von heute an und in den nächsten drei Wochen neu anfangt.

Seht danach wie Gott, Christus, der Heilige Geist, eure mächtige ICH BIN - Gegenwart und das Höhere Selbst über euch als gigantisches weiß-goldenes Licht erscheinen. Nehmt wahr, wie sie sich an dieser Umarmung beteiligen wollen und seht, wie sie vom Himmel Liebe für euch und euer inneres Kind regnen lassen. Nehmt diese Liebe ganz in euch auf. Dann sendet ihr zusammen mit dem inneren Kind wieder Liebe zu Gott, Christus, dem Heiligen Geist, eurer mächtigen ICH BIN - Gegenwart und eurem Höheren Selbst hinauf.

Nehmt danach die Liebe war, die in einer Säule aus Licht hinauf und herunter strömt. Seht, wie die Liebe Gottes herabströmt und sich in der Erde verankert, in euch und dem inneren Kind und dabei vollkommene Integration und Harmonie verströmt.

Schlussfolgerung

Meine lieben Leser, ich vermute ganz bescheiden, dass dies eines der tief gründigsten Programme im Zusammenhang mit der Spiritualität ist, das jemals erstellt wurde, um „bedingungslose Selbstliebe und Selbstwert" zu erzeugen. Das Gelingen dieses Programms kann zu 100 % garantiert werden, denn es basiert nicht auf oberflächlichen Betrachtungen, sondern auf Gottes Gesetzen von den spirituellen, mentalen, emotionalen, energetischen und physischen Ebenen. Integriert es in euch selbst und dann erzählt eurer Familie, Freunden und Schülern von diesen Informationen und von diesem Büchlein. Ein Großteil der Welt leidet aus Mangel an Selbstliebe und Selbstwertgefühl in welcher Form auch immer. Dafür gibt es keinen Anlass, denn dem kann leicht Abhilfe geschaffen werden.

Allein durch das Lesen dieses Programms, auch wenn man es dann nicht durchführt, kann man schon weiterkommen. Wenn erst einmal die Prinzipien verstanden wurden, fügt sich alles zusammen und ergibt einen Sinn. Und ihr habt selbst bemerkt, dass es ganz einfach und logisch ist. Erzählt so vielen Menschen wie möglich von diesen Informationen und von diesem Büchlein, denn hier sind die praktischen Grundlagen des spirituellen Weges enthalten, die unsere lieben Brüder und Schwestern am dringendsten brauchen. Wenn wir alle als Söhne und Töchter Gottes zusammenarbeiten, werden wir diese Welt transformieren und dabei helfen, alle Söhne und Töchter Gottes „zu dem Frieden und der Liebe zu bringen, die den Verstand übersteigen."
So steht es geschrieben. So soll es geschehen!